COLLECTION

Hygiène

de

l'Oreille

PAR

LE PROFESSEUR R. HAUG

Traduction et Annotations par

C. CHAUVEAU et M. MENIER

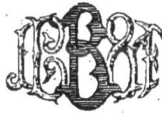

PARIS

LIBRAIRIE J.-B. BAILLIÈRE ET FILS

19, RUE HAUTEFEUILLE, 19

1906

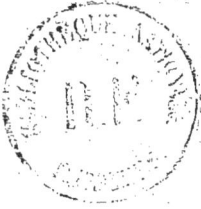
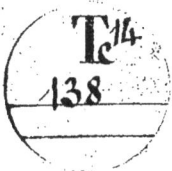

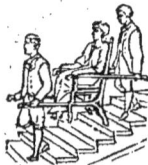
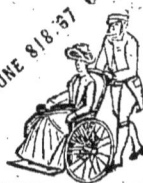
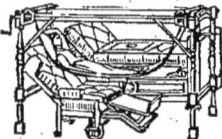
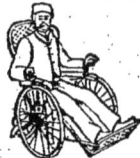
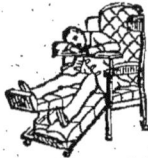
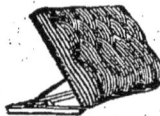
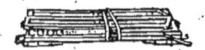
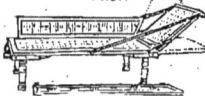
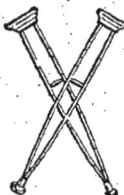
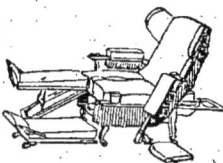
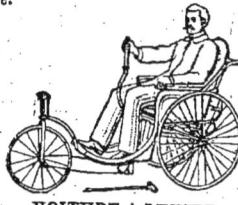
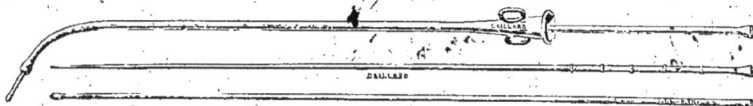
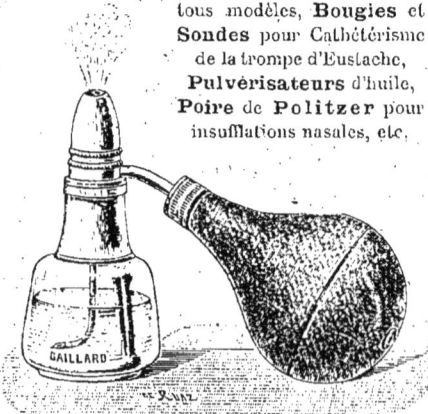
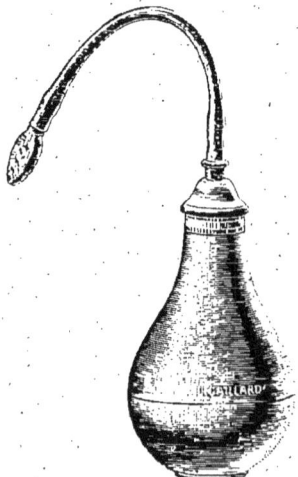

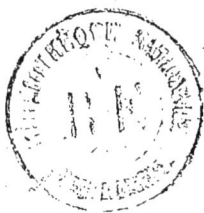

HYGIÈNE

DE

L'OREILLE

MACON, PROTAT FRÈRES, IMPRIMEURS

COLLECTION C. CHAUVEAU

Hygiène

de

l'Oreille

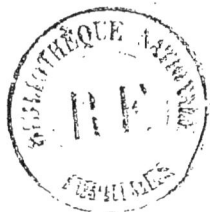

PAR

Le Professeur R. HAUG

Traduction et Annotations par

C. CHAUVEAU et M. MENIER

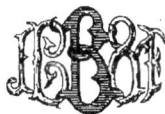

PARIS

LIBRAIRIE J.-B. BAILLIÈRE et FILS

19, RUE HAUTEFEUILLE, 19

—

1906

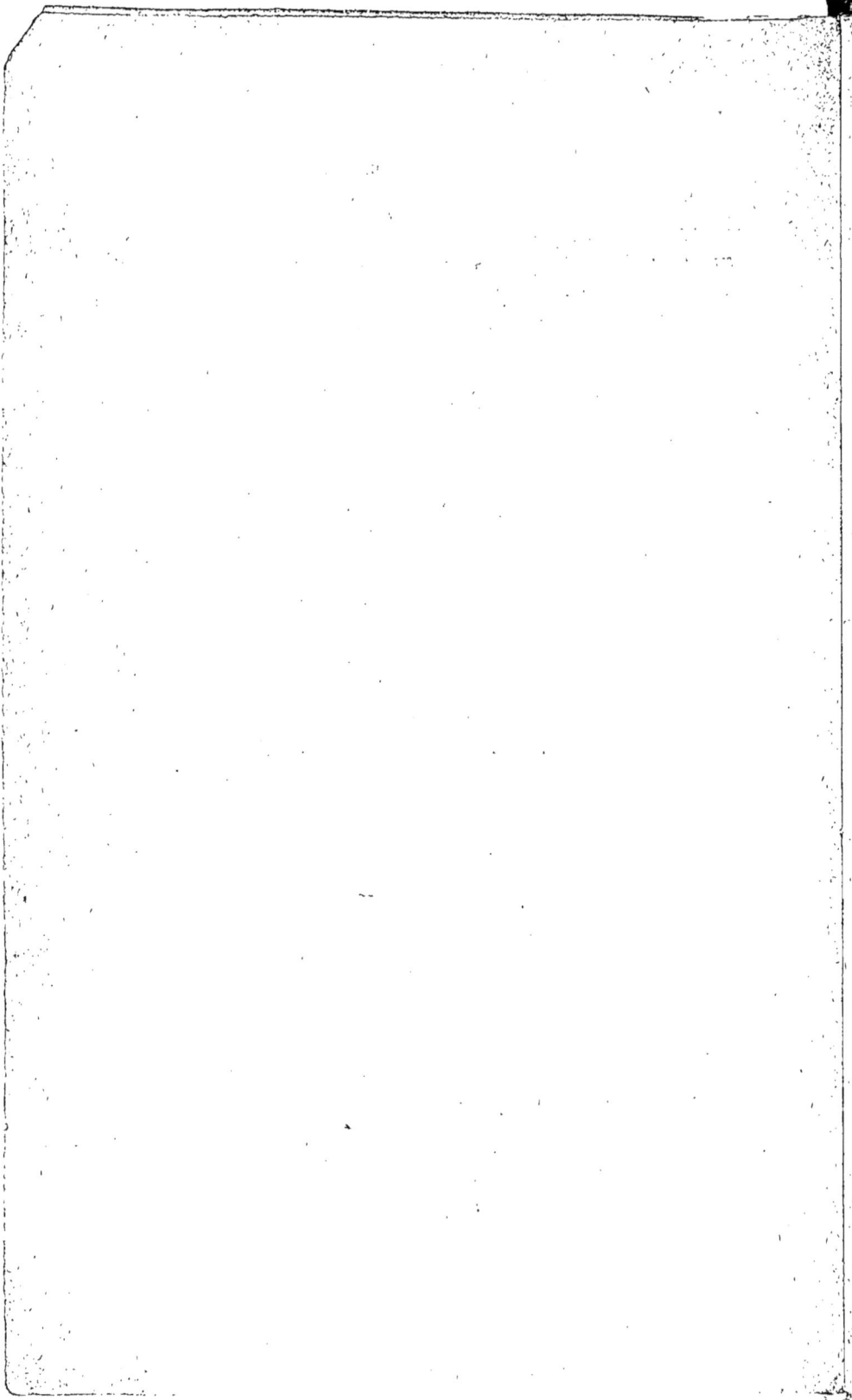

PRÉFACE DES TRADUCTEURS

De tout temps les médecins semblent s'être préoccupés de prévenir le développement des maladies. Esquissée déjà dans la période égyptienne [1] *et dans la période indoue* [2]*, cette tendance s'accentua à l'époque gréco-romaine. L'encyclopédie hippocratique, le plus vieil ouvrage grec qui nous soit parvenu sur l'art de guérir, contient déjà des « traités » d'hygiène fort importants. Actuellement, en raison des sentiments de solidarité humaine qui s'imposent de plus en plus, ce mouvement s'est en quelque sorte précipité dans des conditions heureusement beaucoup plus favorables qu'autrefois, puisqu'aux notions parfois erronées ou, en tout cas, incomplètes et nuageuses de jadis, ont succédé les données beaucoup plus précises d'une pathogénie véritablement scientifique. Des encyclopédies populaires ont paru, dont le but est de parfaire l'éducation de personnes dénuées sans doute de culture médicale, mais comprenant qu'il y a une lacune à combler dans leur instruction première. Beaucoup des œuvres qui les composent ont été écrites par des spécialistes éminents qui n'ont pas trouvé indigne de leur talent et de leur renommée de se livrer à un pareil travail, sachant bien qu'ils seraient ainsi utiles à leurs semblables. De cette nature est l'hygiène des oreilles du Prof. Haug, le très distingué auriste de l'école de Munich. Nous le remercions bien vivement de nous avoir accordé d'être ses interprètes auprès du public français.*

C. CHAUVEAU et M. MENIER.

1. Dans les traités de médecine qui nous sont restés de la vieille Égypte, es questions d'hygiène sont parfois très développées.
2. Voir l'*Ayur-Véda*, de Susruta.

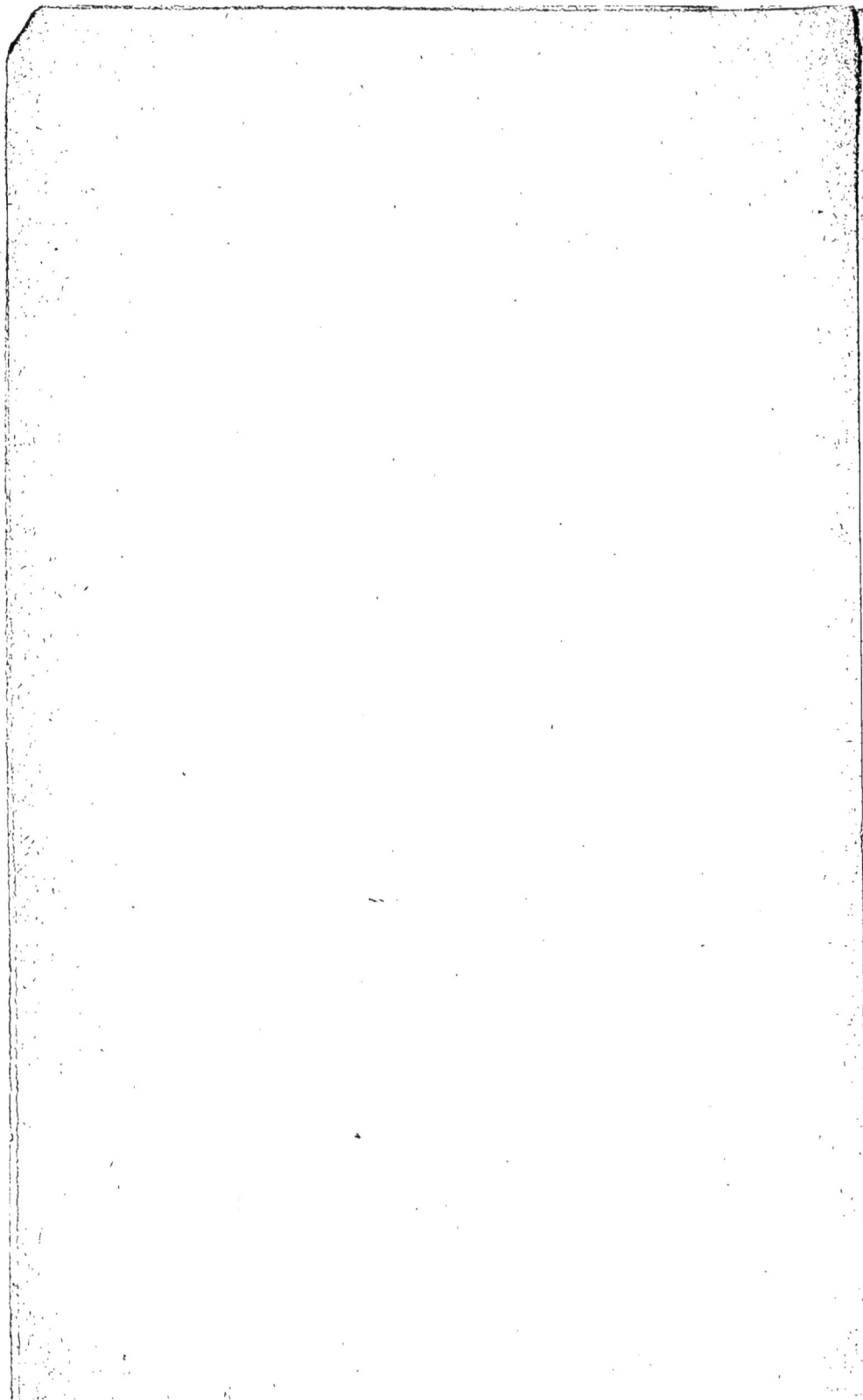

INTRODUCTION

Lorsque j'ai entrepris d'écrire l'ouvrage actuel pour une collection de traités populaires d'hygiène, j'étais guidé par cette idée, qu'il importe autant au public d'être informé sur ce qui est utile ou nuisible à l'oreille que de se tenir au courant des moyens diététiques destinés à maintenir bien portant l'organisme tout entier ou une portion plus ou moins considérable de celui-ci. Conserver l'intégrité [1] de l'appareil auditif est une condition vitale primordiale ; c'est aussi une absolue nécessité pour le développement normal et régulier des facultés intellectuelles et morales.

Les affections auriculaires sont très fréquentes [2], beaucoup plus certainement qu'on ne pourrait le supposer à priori. Comme le disait notre vieux maître, le professeur Troeltsch, sur trois individus, il y en a un certainement dont l'ouïe présente des défectuosités ; ce qui fait une proportion de 33 %.

Si ces troubles de l'oreille ne frappent pas autant l'attention que ceux des yeux ou même d'autres parties du corps, c'est à cause de l'aspect, le plus souvent normal, des portions de l'appareil auriculaire accessibles à la vue ; il faut, pour les déceler, des examens répétés et minutieux.

On doit ajouter que les affections auditives sont parmi les plus graves et les plus fâcheuses qui peuvent atteindre l'humanité.

Elles sont très sérieuses et très graves à deux points de vue. D'abord beaucoup d'entre elles, notamment celles qui

---

1. L'ouïe est plus ou moins parfaite, suivant les individus et aussi suivant l'entrainement professionnel.
2. On sait en particulier que les rhinites, les angines retentissent très fréquemment sur l'intégrité de la caisse, diminuant à chaque rechute la résistance et la valeur de l'organe.

ont un caractère purulent, mettent directement en péril
l'existence elle-même, tant que la suppuration n'est pas
entièrement guérie. Ensuite, l'amoindrissement ou même
l'anéantissement de l'ouïe amène une diminution évi-
dente dans l'activité des relations entre semblables, la
renonciation forcée à un certain nombre de plaisirs intellectuels, qui actuellement paraissent indispensables à toute
personne douée d'une certaine culture ; ils compromettent ou
même suppriment la possibilité, pour certains sujets qui en
sont atteints, de gagner leur vie. En troisième lieu, la perte
de l'audition a, chez les enfants, les conséquences les plus
néfastes, principalement dans les premières années de
l'existence [1]. C'est avec nos sens que nous recueillons les
matériaux nécessaires à notre formation intellectuelle. La
sensation est le point de départ et la base de toutes nos
connaissances. Or, l'expérience acquise par l'oreille importe
plus encore à ce point de vue que l'expérience visuelle [2]. Si
l'enfant vient à être privé de l'ouïe au moment où il doit
recueillir ces éléments indispensables de toute culture
intellectuelle, il ne pourra pas acquérir ou il oubliera le langage parlé, cet instrument de relation, par excellence,
entre les hommes. Il deviendra sourd-muet.

Nous avons donc tous les motifs possibles de regarder
comme nuisibles les affections des oreilles, quelle que soit
la période de la vie où elles se produisent, et de nous
efforcer autant que possible de nous en préserver. Or, ceci
ne peut avoir lieu que si nous appliquons les mesures
d'hygiène auriculaire nécessitées par les diverses circonstances.

Souvent, il faudra rompre nettement avec des errements
anciens, inspirés certainement par de bonnes intentions,
mais qui n'en sont pas moins préjudiciables. Les mesures
conseillées dans cet opuscule sont très simples, point du
tout compliquées, mais presque toutes nécessitent la mise

1. On peut se demander en outre si l'arrêt de développement des différents centres auditifs sensoriels ou psychiques, qui occupent une place si
importante dans l'écorce cérébrale, ne retentit pas, par défaut d'équilibre
ou par atrophie synergique, sur le développement d'autres portions du
cerveau.
2. Parce que les sensations auditives sont la base du langage.

en pratique de ce précepte : une bonne volonté réelle unie à une persévérance véritable. Ce n'est pas les excellents projets qu'on ne met jamais en pratique qu'il faut réclamer du lecteur, mais une réelle énergie ; comme on l'a dit, l'homme peut ce qu'il veut.

Uniquement ainsi on obtiendra un succès durable, non seulement pour l'individu à l'état isolé, mais pour l'humanité toute entière ; l'avantage à obtenir est bien propre à récompenser les peines assez minimes qu'on pourra se donner.

Si je réussissais, par les vues émises dans cet ouvrage, à convaincre les lecteurs habitués à réfléchir, de la nécessité absolue de rompre avec de vieux préjugés, de suivre bien exactement les préceptes donnés, j'en serais très heureux, sachant que j'aurais apporté de la sorte ma petite pierre à l'édifice du bonheur humain. Ce sont les conseils d'un médecin qui vit depuis de longues années en pleine activité sociale, paroles et conseils partant du cœur et inspirés par une conviction profonde. Puissent-ils aller droit au cœur et à la raison de ceux qui pensent.

L'exposé didactique qui va suivre a pour bases les cours populaires que j'ai faits pendant les semestres d'hiver des années 1899-1901, dans les écoles primaires et dans les établissements d'instruction populaire. J'ai pu m'y convaincre qu'un public, appartenant aux classes sociales les plus diverses, peut s'intéresser très vivement et très fructueusement aux choses qui ont trait à l'hygiène de l'oreille.

Il ne pouvait donc tarder de me venir à la pensée qu'il serait désirable de rendre accessible cet enseignement à un plus grand nombre. Il était tout naturel que je cédasse aux instances de l'hygiéniste trop tôt enlevé à la science et universellement estimé, Jean Buchner, ainsi que de l'éditeur de cette collection. J'ai obéi d'autant mieux à leur invitation qu'en composant ce traité d'hygiène de l'oreille, je complétais un ouvrage populaire d'ensemble sur l'hygiène du corps tout entier. Or, c'est justement à propos de l'appareil auditif qu'ont régné et que règnent encore près de bien des gens les préjugés les plus nuisibles à son intégrité. De la sorte, il me parut d'une nécessité urgente de montrer, en une rapide esquisse, tout ce qui peut nuire ou être utile à l'oreille et par conséquent à notre être moral et physique tout entier, et d'exposer ainsi, d'une façon populaire, tout ce qu'on doit faire à propos de cet organe et tout ce qui doit être évité.

Suivons donc les préceptes très simples et très peu compliqués de l'hygiène de l'oreille. Bien des personnes resteront ainsi en possession de leurs facultés intellectuelles et physiques, ou bien les retrouveront, si elles étaient menacées ; tandis que la négligence aurait pu les compromettre à jamais. Tout au moins, elles conserveront tout ce qui n'aura pas été perdu d'une façon irrémédiable par la maladie ou des soins mal compris et empêcheront des aggravations ultérieures.

Prof. Rudolf HAUG.

Munich, juillet 1902.

CHAPITRE I

Anatomie (structure) de l'oreille [1].

L'organe de l'ouïe, le second des organes des sens, a pour fonction naturelle de conduire à l'organe central, le cerveau, toutes les ondes sonores et d'y provoquer la sensation auditive. L'oreille répond parfaitement à tous ces besoins par sa structure anatomique merveilleusement délicate.

Pour satisfaire à ces conditions, l'organe auditif est placé solidement dans le crâne ; cette situation s'explique par l'importance vitale de l'oreille. Elle est unie étroitement à la cavité cranienne ; elle est voisine du cerveau et de ses membranes, et aussi de la région du cou et des éléments importants de cette dernière. Il peut donc arriver qu'une série de maladies de l'oreille amènent non seulement le trouble du pouvoir auditif et même sa disparition complète, mais encore menacent directement la vie et déterminent la mort. Il est nécessaire d'insister sur ces faits, parce qu'habituellement on ne regarde l'oreille que comme une voie de conduction des sons, alors qu'on n'en tient aucun compte, et cela peut avoir les plus graves conséquences, comme chemin de propagation d'une série d'affections mortelles. Ces deux points ont une importance particulière et égale.

L'organe auditif est composé de trois parties étroitement unies [2] : 1° oreille externe, 2° oreille moyenne, 3° oreille interne.

---

1. Étant donné le plan de l'ouvrage, l'auteur a dû réduire à son strict minimum les notions qu'il nous fournit. Voir pour plus amples détails les Traités d'anatomie de Sappey, Testut, Poirier, l'anatomie de l'oreille de Bonnier, etc.

2. Faisons remarquer que de ces trois portions de l'organe auditif, l'oreille interne est la plus importante physiologiquement, philogéniquement et embryologiquement. Elle est l'organe de perception. Au point de vue philogénique, l'oreille externe fait totalement défaut chez les poissons, les batraciens, les reptiles, les oiseaux, le pavillon n'apparaissant que chez les mammifères. L'oreille moyenne est très mal développée,

1° *Oreille externe*. — Elle est formée du pavillon de l'oreille et du conduit auditif, contourné en tire-bouchon et long de 28 millimètres environ ; ce dernier, à son tour, se compose d'une partie cartilagineuse et d'une partie osseuse.

2° *Oreille moyenne*. — Le tympan forme la cloison entre l'oreille externe et l'oreille moyenne ; il a des fonctions très importantes (protection de la caisse, transmission des ondes sonores à la chaîne des osselets, etc., etc.); mais il n'est pas, comme on le croit souvent, l'organe indispensable de l'audition, dont la perte entraînerait la surdité [1].

Un osselet, le marteau, est fixé à cette membrane arrondie, très mince (0 millimètre 1), mais très résistante et très solide, qui mesure environ 1 centimètre de diamètre ; au marteau font suite, unis entre eux par des articulations, les deux autres osselets : l'enclume et l'étrier. Donc, la couche intérieure du tympan forme une des parois de la cavité de l'oreille moyenne, connue sous le nom de caisse ; dans cette cavité se trouvent les trois osselets qui transmettent en partie les ondes sonores ; le troisième, l'étrier, sert d'intermédiaire pour la propagation à l'oreille interne. La caisse est en relation directe, en dedans et en bas, avec le pharynx, par le moyen d'un canal tubulaire, la trompe d'Eustache, de sorte que la transmission à l'oreille des maladies du nez et du pharynx peut se produire par l'intermédiaire de ce canal (Planche 1). L'apophyse mastoïde (située derrière l'oreille) communique aussi avec la caisse [2].

3° *Oreille interne*. — La troisième partie de l'oreille, c'est l'oreille interne ou labyrinthe, placée dans la boîte osseuse du crâne et communiquant avec la caisse par le moyen des fenêtres labyrinthiques. Je dirai sommairement que les éléments constituants sont les trois canaux semi-circulaires et le limaçon. Les canaux semi-circulaires servent à la régularisation des mouvements d'équilibre du corps ; le limaçon, qui décrit deux tours et demi, renferme les organes terminaux du nerf auditif dans l'organe de Corti, d'une structure merveilleusement délicate ; il sert à la différenciation des ondes sonores et à la détermination des sons.

---

même chez les reptiles supérieurs et les oiseaux. Au point de vue embryologique, rappelons que la vésicule auditive apparaît d'une façon très précoce, et qu'il n'en est pas du tout de même de la caisse, du conduit auditif externe et de la conque.

1. A cause surtout de la conduction osseuse qui subsiste.

2. Ces cellules sont très voisines des méninges et du gros canal veineux intra-cranien appelé sinus latéral, auxquels leurs maladies peuvent se communiquer.

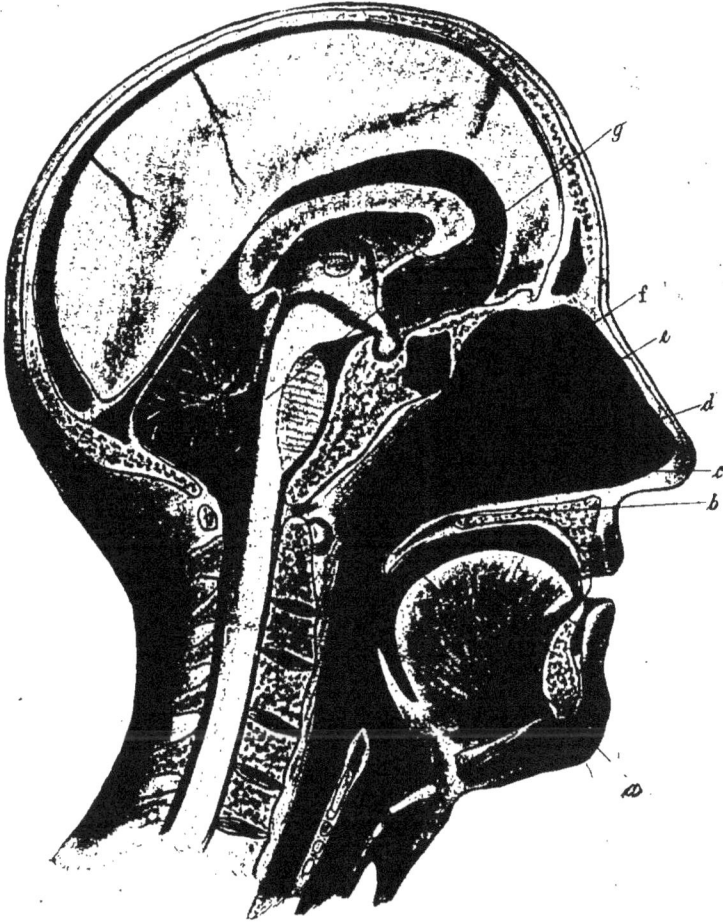

LA TÊTE (coupe longitudinale).

a) Langue — *b*) Maxillaire supérieur — *c*) Ouverture pharyngienne de la trompe
d'Eustache — *d*) Méat inférieur — *e*) Méat moyen — *f*) Méat supérieur —
g) Cerveau, méninges, moelle épinière.

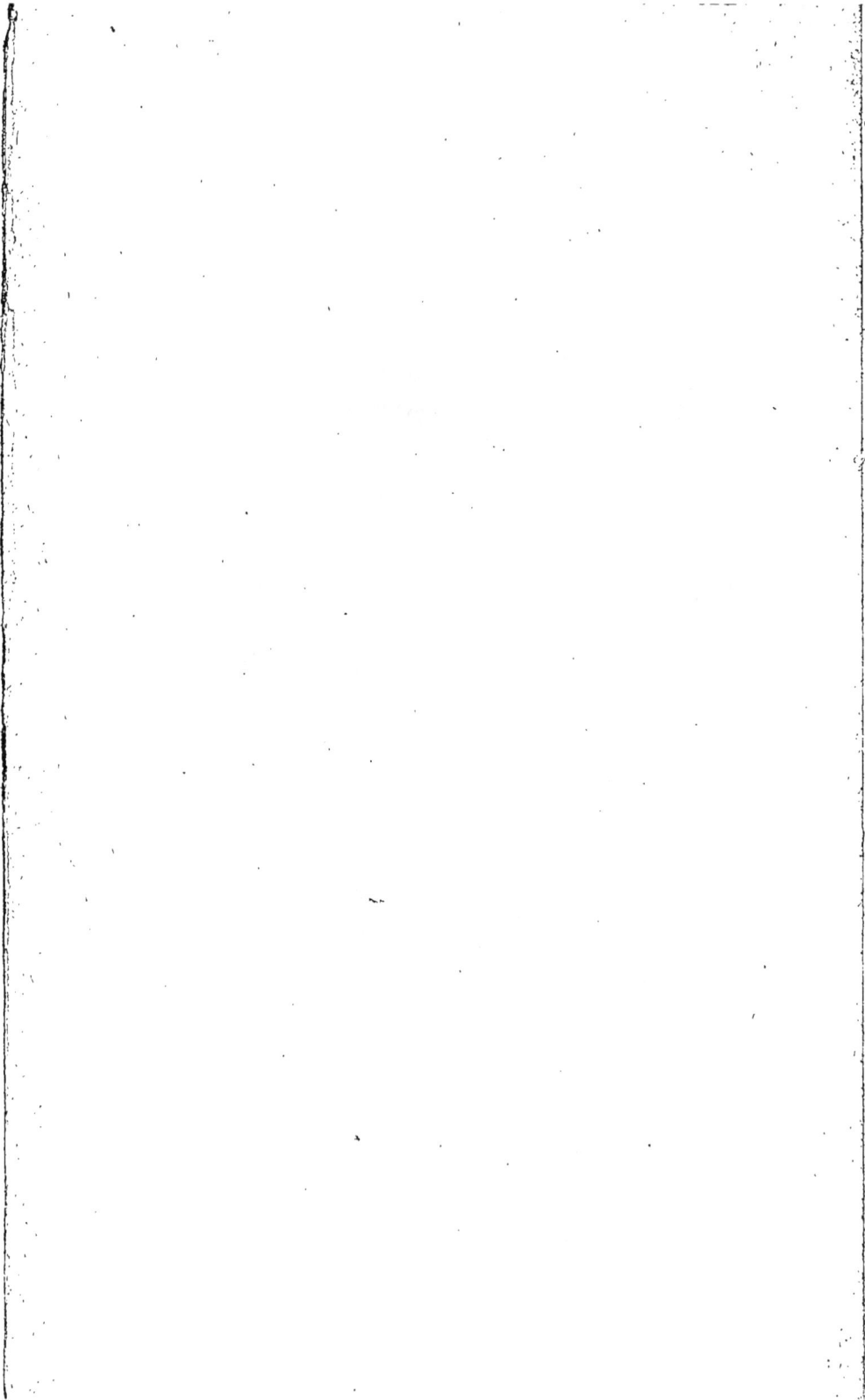

En examinant les planches 2 et 3, on verra que les deux conduits principaux : trompe d'Eustache et oreille externe avec le
conduit auditif et le tympan, sont les voies de propagation des
processus morbides, et que de plus, une affection inflammatoire
qui siège si près de la cavité cranienne peut devenir dangereuse ;
en effet, il est toujours possible que l'affection s'étende et se
transmette aussi bien à la face interne du crâne qu'aux parties
latérales et inférieures du cou.

CHAPITRE II.

Physiologie de l'oreille.

L'organe auditif a reçu de la nature la destination suivante : recueillir toutes les vibrations de l'air que nous appelons ondes sonores, les amener à notre conscience sous forme de sons ou de bruits. Toutes les ondes sonores pénètrent dans le conduit auditif ; là elles sont classées, sélectionnées d'après leur nature et conduites à l'organe central de perception dans le cerveau. Ce trajet, extrêmement compliqué, est, grâce à l'exercice que nous avons fait inconsciemment depuis le début de la vie, parcouru en un temps si court qu'il n'y a qu'un intervalle très petit entre le début du développement du son et la perception, c'est-à-dire l'interprétation dans le cerveau, pourvu que la source des ondes sonores ne soit pas placée trop loin de l'oreille. Plus grande est la distance qui sépare cette source de l'oreille, plus long sera le temps qui s'écoulera jusqu'à la perception du son. Ainsi donc, toute excitation de l'organe auditif produit une impression auditive. Les ondes sonores peuvent être perçues de deux manières : par la conduction aérienne, c'est le mode habituel, et par la conduction osseuse. En d'autres termes, dans le premier cas, une source de sons envoie ses ondes qui sont apportées par l'air ; dans le second cas, les ondes sont transmises par l'intermédiaire des os de la tête, comme lorsque nous plaçons sur la tête ou sur les dents, un diapason en vibration, ou que nous appliquons la tête sur le sol ou sur un mur pour percevoir des bruits.

Voici maintenant comment se déroule le phénomène de l'audition : les ondulations-parties du corps vibrant sont recueillies d'abord par le pavillon de l'oreille qui joue le rôle d'un entonnoir, puis elles sont transmises au conduit auditif. Là, elles rencontrent la membrane mince et délicate du tympan tendue entre le conduit et la caisse ; elles l'ébranlent, faisant en même temps mouvoir la chaîne des osselets, marteau, enclume et étrier, puisque le marteau inclus en partie dans le tympan est en communication directe avec cette membrane.

L'étrier, le troisième des osselets, est à son tour, par sa base, en contact avec la membrane d'occlusion de la fenêtre ovale, laquelle membrane sépare l'oreille moyenne de l'oreille interne ; cette membrane communique les oscillations de la chaîne des osselets. Les vibrations passent ensuite dans le liquide, endolymphe, qui remplit en grande partie l'oreille interne. Les ondulations de l'endolymphe vont exciter les milliers de bâtonnets nerveux de l'organe de Corti, terminaison du nerf auditif, renfermés dans le labyrinthe et baignés par l'endolymphe; ces bâtonnets vibrent à leur tour; les fibres terminales du nerf auditif et l'appareil nerveux central de l'audition siégeant dans le cerveau sont ainsi impressionnés mécaniquement.

Nous voyons donc que l'audition se décompose en deux parties : trajet des ondes sonores à travers l'appareil conducteur; pavillon, conduit, tympan, chaîne des osselets, propagation à travers l'endolymphe, et enfin perception du son par l'excitation mécanique des cellules auditives et interprétation par le cerveau.

Qu'il me soit permis d'ajouter à ce qui vient d'être dit, quelques faits dont la connaissance est utile. Le pavillon joue, en règle générale, un rôle peu important dans l'acte de l'audition [1]. On peut entendre aussi distinctement sans pavillon qu'avec le pavillon; cela a été démontré par diverses expériences. Cependant cet organe n'est pas sans utilité à un certain point de vue; il a en effet pour but de nous renseigner sur la direction du son. Des expériences ont prouvé que des individus privés de pavillon perdent ou n'ont plus qu'à un faible degré la faculté de déterminer la direction du son [2].

Le conduit auditif, canal de 2 centimètres 3/4 de longueur, contourné en forme de tire-bouchon, est pourvu de poils raides à sa partie antérieure, surtout chez les hommes d'un âge assez avancé; ces poils sont souvent très drus. Le conduit possède encore environ deux mille glandes en peloton, glandes à cérumen. Les poils ont évidemment pour but de protéger le conduit contre la pénétration des corps étrangers nuisibles venus de l'extérieur. Les glandes n'ont pas le même rôle; elles servent à lubrifier l'épiderme du conduit et à lui donner le degré nécessaire d'humidité.

La membrane du tympan est formée, malgré sa minceur, de trois couches; elle n'est pas lisse, plate, mais, déprimée en dedans, à son milieu, rappelant ainsi le nombril. Elle est aussi tendue obliquement de haut en bas et de dehors en dedans. Ces deux particularités sont très importantes pour la propagation des ondes sonores. En effet, une membrane tendue obliquement et déprimée en entonnoir est susceptible de vibrer sous l'influence

1. Boucheron a démontré par une expérience ingénieuse que le pavillon collectionnait les sons et renforçait ainsi l'audition.
2. Voir dans le Dictionnaire de physiologie, les expériences de Gellé...

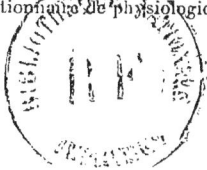

2

des divers sons, tandis qu'avec une membrane droite et plate, un son unique, le son fondamental est seul propagé.

Dans la caisse, les trois osselets, marteau, enclume, étrier, agissent comme un pantographe à levier, très sensible. La trompe d'Eustache, s'ouvrant d'une part dans la caisse et dans le pharynx d'autre part, joue un rôle très important ; elle assure, en effet, le renouvellement régulier de l'air dans l'oreille. Ce renouvellement se produit le plus souvent involontairement dans l'état normal, à chaque mouvement de déglutition.

L'oreille interne (le labyrinthe) profondément enchâssée dans l'os, est constituée par le vestibule, les trois canaux semi-circulaires et le limaçon. Le labyrinthe est, en quelque sorte, formé de deux couches : labyrinthe osseux et labyrinthe membraneux ; le premier donne la forme, de sorte que le labyrinthe membraneux peut être considéré presque comme un moulage du labyrinthe osseux. Mais, le labyrinthe membraneux n'est ajusté dans le labyrinthe osseux que d'une façon lâche, de telle sorte qu'il y a entre les deux une petite quantité d'exolymphe ; le labyrinthe membraneux est complètement rempli par ce liquide (endolymphe). Le limaçon est, comme l'indique son nom, un conduit en spirale, composé de deux tours et demi, qui vont en diminuant peu à peu ; il tourne autour d'un axe osseux. Dans le limaçon membraneux se trouve l'élément le plus important pour l'audition, l'organe de Corti [1] ; c'est la terminaison du nerf auditif. Cette extrémité terminale est tendue entre deux membranes élastiques. On peut comparer cet organe à une harpe. L'organe de Corti contient des milliers de bâtonnets nerveux, des cellules longues, cylindriques, cellules auditives qui sont en relation avec les fines fibres du nerf acoustique et dont l'extrémité supérieure porte les délicats bâtonnets auditifs [2]. C'est donc dans cet organe, véritable instrument de musique ressemblant à une harpe, et dont les éléments sont disposés à peu près comme les cordes d'un piano, que se passe l'acte principal de l'audition. D'après les recherches les plus récentes, les canaux semi-circulaires ne jouent pas un bien grand rôle dans l'audition ; mais ils conservent une grande importance en maintenant l'équilibre.

1. L'appareil de Corti n'apparaît que chez les mammifères et les oiseaux : mais la disposition anatomique n'est pas la même chez ces deux sortes de vertébrés ; ce qui a donné lieu à de vives discussions théoriques sur son fonctionnement.

2. Il est à remarquer que tout organe des sens présente en général ces bâtonnets, extrémités périphériques allongées de la cellule terminale épithélio-sensorielle. On les retrouve dans la vision, l'audition, l'odorat, la gustation.

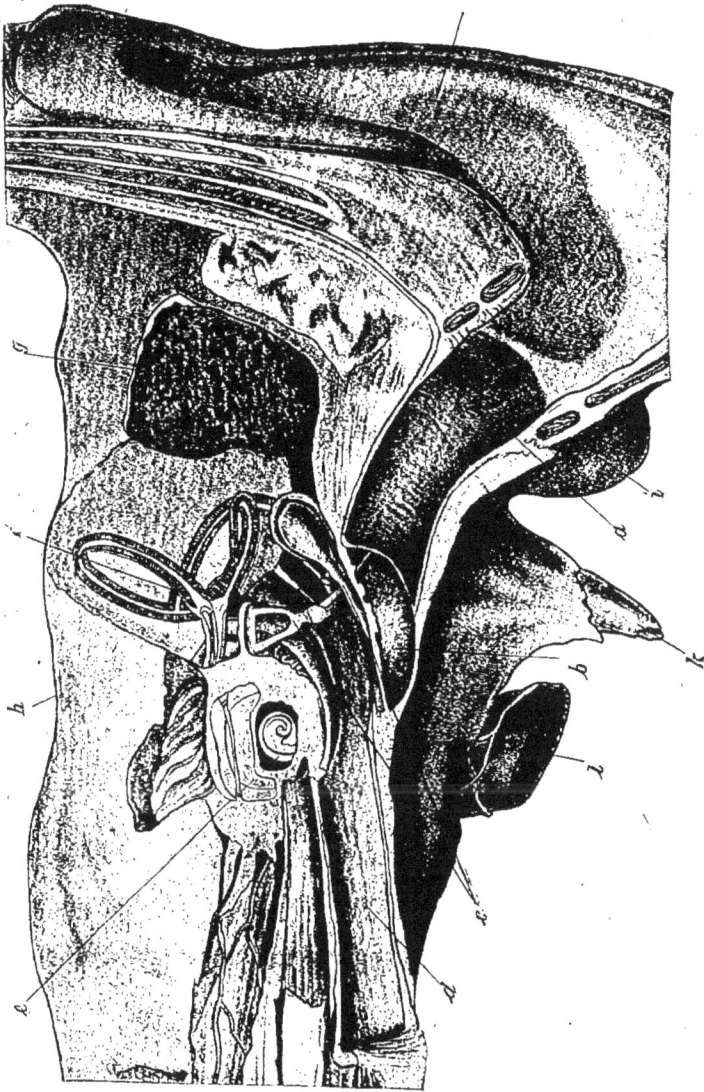

COUPE DE L'ORGANE AUDITIF (d'après la planche du Dr SANDMANN).

a) Conduit auditif — b) Membrane du tympan à moitié décollée — c) Osselets (marteau, enclume et étrier) — d) Trompe d'Eustache — e) Limaçon — f) Canaux semi-circulaires — g) Fragment de la voûte du crâne enlevé pour montrer l'entrée des cellules mastoïdiennes — h) Face interne de la cavité crânienne — i) Apophyse mastoïde — k) Apophyse styloïde — l) Carotide.

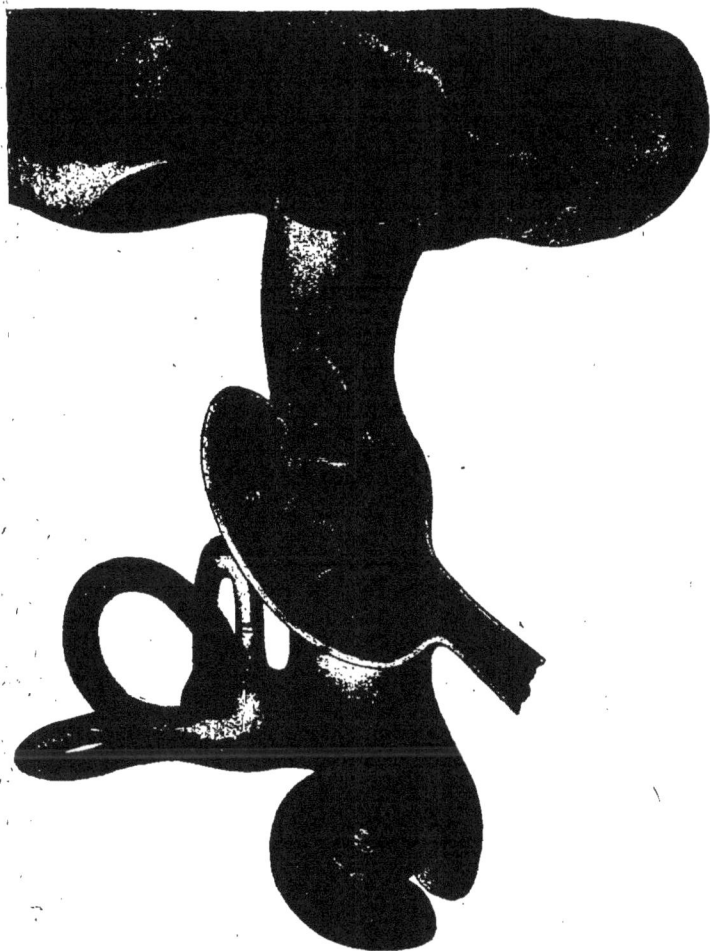

REPRÉSENTATION SCHÉMATIQUE DE L'ORGANE AUDITIF

1) Pavillon — 2) Conduit auditif externe — 3) Tympan — 4) Caisse — 5 a) Marteau adhérent au tympan — 5 b) Enclume — 6) Étrier fixé à la fenêtre ovale — 7 a b c) Labyrinthe : a) Vestibule — b) Canaux semi-circulaires — c) Limaçon (le dessin montre une section faite à gauche et en bas — 8) Fenêtre ronde — 9) Trompe d'Eustache.

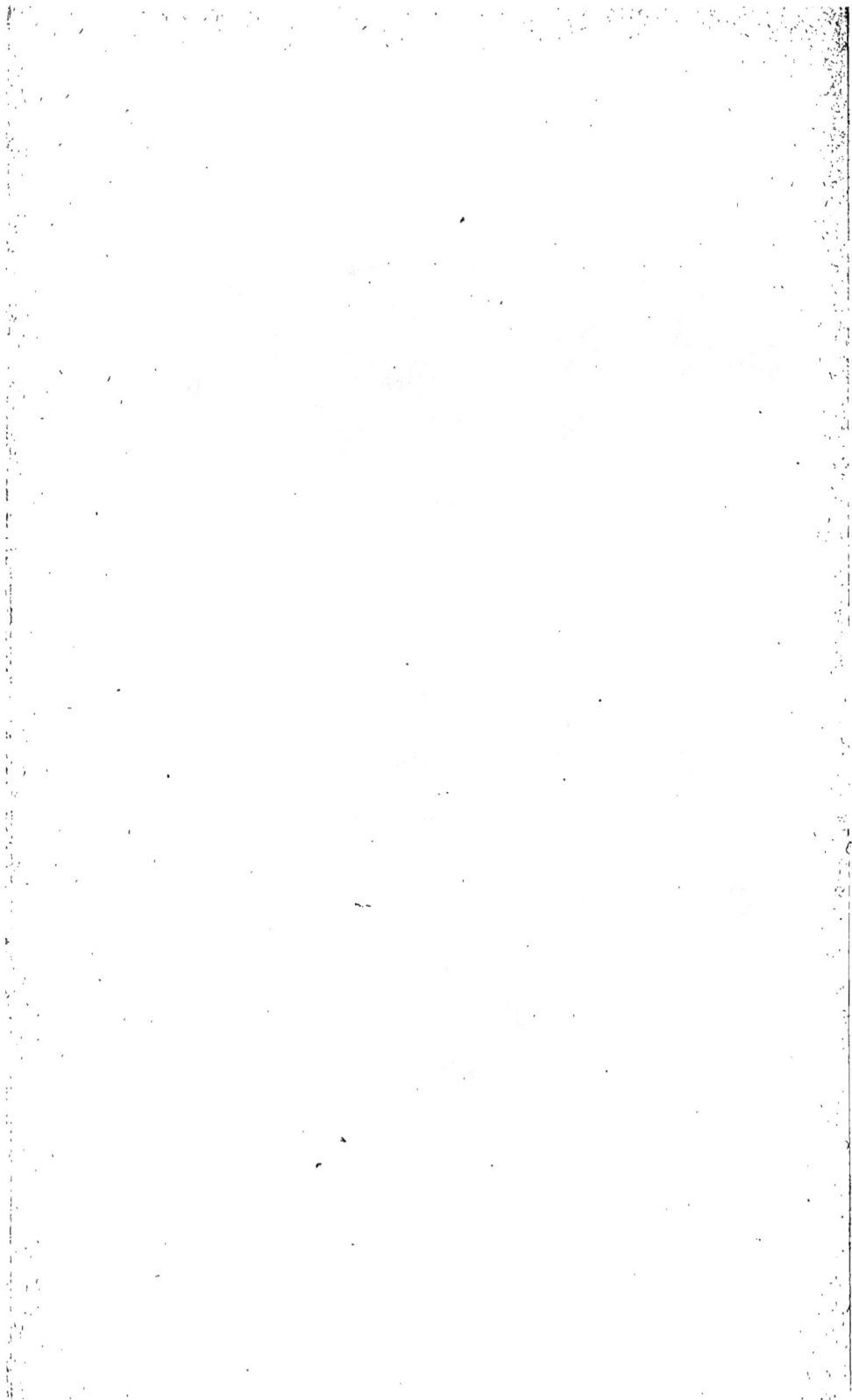

Bien qu'on ait attribué aussi cette fonction à certaines parties du cervelet, il résulte de nombreuses observations faites sur des malades et des animaux [1] que cela est l'apanage spécial des canaux semi-circulaires. Quand ils sont malades ou détruits, il survient des oscillations et des vertiges ; les sujets perdent la faculté de diriger leurs membres. C'est pourquoi les affections des oreilles sont, plus souvent qu'on ne le croit généralement, la cause des phénomènes de vertige [2]. Remarquons, au sujet des bruits d'oreille, qu'il y en a qui sont perçus même par d'autres personnes placées à côté du malade : ce sont des bruits dits objectifs, qui se manifestent par un craquement. Ils sont produits par une contraction des muscles des osselets. Les bruits subjectifs, au contraire, perçus par le malade seul, sont variables suivant l'occupation ou les idées familières de l'individu. Ce sont : bruits de chaudière en ébullition, bourdonnements de mouches, sifflements du vent, sifflements de machine, roulements, etc. Ils ont pour cause des excitations de l'appareil conducteur [3], des modifications du système vasculaire, ou une augmentation ou une diminution de pression.

1. Expériences de Flourens et de Cyon.
2. Voir les travaux de Bonnier.
3. Et, parfois, de l'oreille interne.

CHAPITRE III

Importance de l'organe auditif.

On compare volontiers l'importance qu'ont pour l'homme et l'œil et l'oreille ; on déclare que celui qui a le malheur de perdre la vue est bien plus à plaindre que l'individu frappé de surdité. Je crois qu'il ne faut pas s'avancer au point de donner à l'œil, en toutes circonstances, la primauté sur tous les organes des sens. Mais, je ne voudrais pas non plus qu'on attribuât cette supériorité à l'oreille toute seule[1]. Il serait préférable de considérer l'œil et l'oreille comme ayant la même importance. Il est incontestable que ce sont les premiers et les plus nobles des organes des sens ; privé de leur action et de leur coopération normales, l'homme serait un être incomplet. Ce n'est pas ma mission de discuter ici l'importance de l'œil. J'ai simplement à vous tracer à grands traits celle de l'organe auditif pour l'homme ; nous verrons ainsi l'action en retour puissante, qu'une oreille saine et maintenue en bon état exerce sur tout l'organisme.

C'est l'organe auditif qui fournit à l'homme en train de se développer presque tous les matériaux de sa formation intellectuelle[2] ; ce rôle commence déjà à la première enfance, car à l'école, plus des deux tiers des idées absolument nécessaires à la vie arrivent à notre intelligence uniquement par l'intermédiaire de l'oreille[3]. Ces idées formeront la première réserve pour la vie ultérieure. Grâce à l'oreille, nous jouissons de la parole qui nous distingue, à notre avantage, des animaux les plus élevés dans l'échelle des êtres. L'oreille, encore, par le moyen de la parole, nous initie, comme le disait si bien notre maître V. Troeltsch, aux choses humaines de la vie. Elle nous rend possibles les relations avec nos semblables. Elle nous donne accès à une des sphères les plus élevées de l'idéal, la musique, qui possède la puissance d'émouvoir le cœur de l'homme jusque dans ses profondeurs les plus intimes, de le récréer, de le réjouir.

1. Le Prof. Ball regardait l'ouïe comme le plus intellectuel de tous les sens. Mantegazza l'appelait l'organe sensoriel par excellence. Bonnafont écrit que, sans l'audition, nous serions comme des étrangers dans ce monde. Heers Scott le considérait comme la merveille des merveilles.

2. C'est Locke, puis Condillac, qui soutinrent l'origine purement empirique de nos idées, contrairement à certaines écoles philosophiques, telles que les Cartésiens.

3. Voir : Les Sourds de l'école, par Gilles.

Pour nous convaincre de la vérité de ces idées, jetons un coup d'œil autour de nous et considérons les malheureux sourds-muets. Ils sont incapables de parler, non pas parce que leurs organes vocaux sont imparfaits ou parce que le larynx est malade, mais bien parce qu'ils n'ont jamais entendu depuis leur naissance, ce qui est de beaucoup le cas le plus rare, ou, plus fréquemment, parce que la maladie, à un âge relativement peu avancé, leur a fait perdre l'usage de l'ouïe. La surdité entraîne la mutité chez un enfant en voie de développement; en effet, il est nécessaire que tous les sons, tous les bruits soient d'abord recueillis par l'organe auditif avant d'être transmis au centre de la parole, où ils seront classés et appréciés d'après leur qualité et leur intensité avant de pouvoir, par voie réflexe, être transmis, en suivant les chemins conducteurs de l'impression sensorielle, à l'organe vocal, au larynx. Quand l'appareil récepteur des sons, qui sert ainsi d'intermédiaire, ne travaille pas, ces voies réflexes ne sont pas utilisées. Elles se rouillent en quelque sorte; le résultat définitif est que l'enfant, auquel les bruits et les sons n'arrivent pas, ne peut pas les interpréter. Naturellement, il deviendra muet; car c'est justement l'ouïe qui rend la parole possible. Pour le même motif, un enfant plus âgé, sachant déjà très bien parler, deviendra, malgré cela, complètement muet au cours des années suivantes. Nous savons que les enfants, qui ont le malheur de perdre l'ouïe avant l'âge de 8 ou 10 ans, perdent aussi la parole. La voix de ces enfants qui, auparavant, parlaient très bien, devient de plus en plus rude, inarticulée; enfin, les malheureux n'ont bientôt plus à leur disposition que quelques sons semblables aux cris des animaux. Cette triste régression peut se produire même jusqu'à l'âge de 14 ans.

Si ce malheur vient à frapper un adulte dans toute la force de l'âge, la parole n'est pas perdue; mais son caractère expressif a beaucoup à souffrir, car le plus souvent, il devient monotone, sans accent, uniforme, privé de chaleur et de vie. Le sourd passe facilement aux deux extrêmes: ou bien il crie à tue-tête, ou bien il parle très bas, presque en chuchotant. La surdité a une influence désastreuse sur la vie mentale; la vivacité naturelle à l'entendant, la libre expression des pensées, sont considérablement diminuées, et, avec le temps, le malade arrive à être en proie à un certain abattement intellectuel. De la sorte, les sourds deviennent très souvent inquiets, timides, susceptibles, grondeurs et méfiants. Les relations avec eux, déjà difficiles, le seront encore davantage pour cette raison. Je citerai ici comme exemple, un des plus illustres compositeurs, BEETHOVEN.

On sait quelle existence malheureuse pour lui et pour son entourage fut due à sa surdité. Je pourrais citer un grand nombre
d'exemples de ce genre.

Il est de toute évidence, et je n'ai pas besoin de le faire ressortir, que la surdité ou une grande dureté d'oreille, portent le tort
le plus grand aux moyens que possèdent les individus de gagner
leur vie et même peuvent détruire totalement l'aptitude au travail. Ce ne sont pas seulement les musiciens qui ont besoin
d'une oreille normale et que la surdité gêne dans l'exercice de
leur art ou oblige à l'abandonner. Qu'on ne m'objecte pas que
BEETHOVEN, bien que très dur d'oreille, a pu composer encore
une bonne partie de ses œuvres impérissables. C'est un cas
exceptionnel ; car dans sa jeunesse, BEETHOVEN était en pleine
possession de ses facultés auditives ; au cours des années, les
images musicales s'étaient si profondément gravées dans l'organe
central, le cerveau, que ce dernier, par suite d'un travail inin-
terrompu, d'une hypertrophie par fonctionnement, avait dépassé
la normale. Il pouvait ainsi exprimer d'une manière impeccable
les pensées musicales de l'artiste, quoique ce dernier ne fût plus
capable depuis longtemps, à sa grande douleur, de percevoir maté-
riellement la puissance musicale de ses créations ; seule, l'oreille
intellectuelle lui restait, grâce à la culture, unique en son genre,
qu'il avait reçue. Si BEETHOVEN était né sourd ou eût perdu l'ouïe
dans l'enfance, il ne serait jamais devenu le génie impeccable
qu'il a été. Non seulement les musiciens, mais aussi les chasseurs, les officiers, les soldats, les employés de chemins de fer,
les médecins, surtout ceux qui s'occupent de médecine générale,
les hommes de robe, les professeurs, les commerçants, les
employés des postes, télégraphes et téléphones [1], bien d'autres
professions encore sont cruellement gênées par la surdité. Les
malades ressentent aussi péniblement les conséquences moins
importantes de leur affection, telles que la privation de la
jouissance que donnent les théâtres, les concerts, l'ennui de ne
pas bien comprendre ce qui se dit en société, et bien d'autres
inconvénients encore.

La surdité et la grande dureté d'oreille, diminuant non seulement les jouissances de la vie, mais pouvant aussi entraîner la
surdi-mutité et la perte de la capacité au travail, vous voyez que
nous avons pleinement raison de redouter les affections des
oreilles ; mais, cette crainte est justifiée encore par un autre motif.
Quel est-il ? Un grand nombre de maladies des oreilles, à part

1. Selon Braunstein, le téléphone, du moins avec les appareils récents,
n'aurait pas l'influence dont on l'a accusé.

l'anéantissement de la fonction auditive, mettent parfois directement la vie en péril. Nous ne visons pas ici les bruits d'oreilles si intenses et si désagréables dans certaines affections qui, par leur persistance, nuit et jour, ravissent aux malades le repos du corps et de l'esprit, à tel point que, pour échapper à cette torture incessante, les patients, poussés par le désespoir, se suicident[1] ou deviennent fous. Non ; nous voulons parler d'autres affections dangereuses et tout d'abord de ce qu'on nomme écoulement d'oreilles, catarrhe purulent de l'oreille moyenne dans lequel le pus s'écoule vers le dehors, dans le conduit, par une perforation de la membrane du tympan. Ces affections surviennent fréquemment, et évoluent rapidement, dans l'enfance[2], à la suite de la scarlatine, de la rougeole, de la diphtérie ; dans l'âge adulte, à la suite de l'influenza, de catarrhes aigus du nez et du pharynx, de maux de gorge, de maladies infectieuses. La négligence et parfois aussi des conditions physiques défavorables[3], les font prolonger pendant des années et des dizaines d'années. Ces suppurations des oreilles comptent au nombre des maladies les plus sournoises et les plus dangereuses qui affligent l'humanité[4]. Cet écoulement est sournois et dangereux, parce que, pendant de très longues années, il ne se manifeste à celui qui le porte que par des symptômes en apparence très légers, tels que l'issue d'un pus qui souvent a une très mauvaise odeur et une légère diminution de l'ouïe. Parfois même, l'ouïe est encore très bonne ; il ne faut pas croire qu'un individu avec une perforation du tympan doive nécessairement mal entendre ou être atteint de surdité[5]. Il arrive même souvent que ces personnes ont l'ouïe très fine.

1. Nous connaissons deux faits de ce genre. Chez deux sujets, il existait des tares nerveuses.

2. Surtout.

3. Très souvent aussi des traitements intempestifs et parfois bizarres. On connaît aussi cette vieille croyance, qui tend à disparaître, en l'utilité de ces écoulements chroniques comme des émonctoires salutaires.

4. Tout écoulement purulent, ou même muco-purulent, contient des pneumocoques, des colibacilles, des microbes pyogènes variés, principalement le streptocoque, et quand l'otorrhée est ancienne, surtout des staphylocoques (Gradenigo). Or, ces germes pathogènes qui existent, d'ailleurs, concomitamment dans le nez, le cavum, le pharynx oral, etc., ont une influence désastreuse sur les organes lymphoïdes et sur tout le corps en général. Suivant des auteurs récents tels que Chaumier, Astros, Pierre Gallois, Gastou, Zarniko, ce serait ces infections septico-pyohémiques qui produiraient l'état morbide connu autrefois sous le nom de scrofule.

5. Les auristes connaissent bien ce fait d'observation. Fréquemment, les vieux otorrhéiques entendent mieux quand l'écoulement persiste que quand celui-ci est supprimé, le pus exagérant par irritation la perception auditive.

Aux symptômes précédents s'associe une douleur de tête intermittente [1], variable dans son intensité, qui peut aussi être accompagnée de vertiges passagers. Bien que ces phénomènes soient cependant dignes d'attention, le malade, trop souvent, malheureusement, n'en tient pas compte ou essaie de les expliquer par une autre cause. Mais un jour, peut-être tardivement, cette négligence est punie ; les maux de tête, les vertiges deviennent plus violents ; il survient des douleurs dans la profondeur de l'oreille et dans l'os situé derrière l'oreille, parfois avec gonflement des parties molles de cette région. Quelquefois aussi ce gonflement n'existe pas ; la fièvre très forte, les frissons, les nausées, les vomissements peuvent faire leur apparition. L'affection, qui semblait si inoffensive, est devenue maintenant très sérieuse ; et, si l'on n'intervient pas maintenant au plus tôt, le patient est perdu sans ressource. Il meurt souvent très rapidement d'empoisonnement du sang ou d'inflammation des méninges, de sorte que des gens qui, six ou huit jours auparavant, avaient les apparences d'une santé parfaite, sont enlevés dans ce court laps de temps.

C'est la situation anatomique de l'organe auditif qui est la cause de la facilité avec laquelle se produit cette marche fatale. Il est, en effet, partout voisin d'organes très importants, surtout du cerveau et de ses membranes (V. planche 2). Ainsi donc, tout individu atteint d'un écoulement d'oreille est en danger absolument et parfois subitement à toute minute de sa vie. Il ressemble à un homme qui, assis sur un baril de poudre, fumerait son cigare. Cette manière de voir n'est pas exagérée, quelque sombre qu'elle puisse paraître aux gens du monde. Nous n'avons besoin, pour confirmer la réalité de cette assertion [2], qu'à renvoyer aux compagnies d'assurances sur la vie. Aucune d'elles, nous le verrons à la fin de cet ouvrage, n'admet d'individus atteints d'écoulement d'oreilles ; car elles sont rendues prudentes par l'expérience. Celle-ci leur a enseigné que ces malades n'ont jamais qu'une existence relativement courte. Elles ont été aussi instruites par les pertes qu'elles ont eu à subir de ce chef. Mentionnons brièvement ici une autre conséquence sociale de l'écoulement d'oreille. Ces suppurations, surtout celles qui sont déjà anciennes, répandent, comme nous l'avons déjà dit, une odeur absolument insupportable. C'est excessivement désagréable pour

1. Hémi-cranienne d'ordinaire et habituellement en raison inverse de l'écoulement.

2. L'autorité militaire a toujours considéré comme inapte au service les otorrhéiques.

l'entourage, surtout quand les relations de famille, pour les gens mariés, par exemple. obligent à un contact intime.

Malgré ce triste tableau, les personnes atteintes d'écoulement d'oreille ne doivent pas voir l'avenir sous des couleurs sombres; car elles peuvent guérir, radicalement guérir, pourvu qu'elles se fassent soigner à temps. Une fois guéries, les compagnies d'assurances sur la vie les admettront sans difficulté. Dans les cas les plus simples, la guérison est possible par un traitement local, approprié et persévérant. Dans les cas les plus compliqués, la guérison ne s'obtient qu'au prix d'une intervention opératoire. Grâce aux conquêtes récentes de la chirurgie de l'oreille, nous sommes en mesure de guérir des cas qui, il y a dix ans, étaient considérés forcément comme incurables.

Toutes ces conséquences, si désastreuses au point de vue social, pourraient, dans beaucoup de cas, être évitées, si l'on traitait et guérissait à temps la maladie originelle, si l'on prévenait ces affections. En nous opposant, dans la mesure du possible, au développement des infections originelles des maladies aiguës, nous suivons le précepte aujourd'hui reconnu par tous : il vaut mieux prévenir que guérir ; nous nous conformons à son esprit véritable. De cette façon, au point de vue de l'économie politique nationale, nous exerçons une certaine action sur la société ; car, en nous conformant aux règles indispensables, très simples pour la plupart, nous transformons en individus sains des êtres de santé chancelante et par suite d'une valeur moindre dans l'ensemble de la nation. Ces malades guéris deviendront plus résistants d'une façon générale ; ils pourront ainsi mener plus facilement le combat pour la vie. Ils pourront, d'un autre côté, grâce à leur état physique satisfaisant, engendrer des descendants en bonne santé. Il y a donc un bénéfice social réalisé, nécessaire à chaque peuple, pour pouvoir lutter avec succès, grâce à son matériel humain, au point de vue physique, moral, intellectuel, pour passer à la tête des nations et devenir un peuple de maîtres.

CHAPITRE IV

Comment les oreilles deviennent-elles malades ?

Nous voici arrivés à la question qui doit nous occuper plus spécialement : l'hygiène de l'oreille. Cependant, avant de parler des règles utiles à suivre pour que l'organe auditif fonctionne normalement et se conserve en bon état, nous devons vous faire connaître comment les oreilles deviennent ordinairement malades ; car, sans cette connaissance, vous ne pourriez comprendre pourquoi on doit suivre ces règles d'hygiène.

Les recherches modernes ont démontré qu'à l'état normal, c'est-à-dire quand nous sommes en parfaite santé, nous donnons asile, sans pour cela être malades, à une grande quantité de microorganismes directement pathogènes, qu'on appelle bactéries. Bien que ces hôtes dangereux, tels que l'agent de la pneumonie, le bacille de la diphtérie, etc., se soient donné rendez-vous dans notre organisme, nous restons en bonne santé tant que les moyens de défense, qui agissent pour ainsi dire automatiquement dans notre corps, conservent un fonctionnement normal. Mais, dès que ces « digues » protectrices viennent à être rompues, de quelque manière et en quelque endroit que ce soit, ou que leur action vient à s'affaiblir, les petits organismes qui ont élu domicile dans notre corps sans que nous nous en apercevions, ont ainsi toute liberté d'exercer leur activité ; la porte est alors largement ouverte à la maladie. Ce n'est pas ici le lieu de m'étendre longuement sur ce sujet ; je me contenterai de vous donner une esquisse grossière des moyens de défense de notre organisme. C'est d'abord le pouvoir antiseptique que le sang normal possède de rendre inoffensif, jusqu'à un certain point, les germes (schizo-mycètes) qui ont pénétré dans notre corps ; c'est ensuite l'énergie vitale des cellules de nos tissus [1] et enfin l'action destructive que les produits glandulaires (suc gastrique, etc.), exercent sur les bactéries pathogènes. Nous avons, de plus, un moyen de défense d'une efficacité extraordinaire : c'est la couche épithéliale quand elle est intacte. Toute la peau, en effet, ainsi que les muqueuses internes, sont revêtues de couches de cellules

---

1. Metschnikof et d'autres ont démontré que le sang (globules blancs polynucléés) et les tissus possèdent le pouvoir de dévorer (phagocytes) les microbes.

particulières dont la forme varie avec la situation : ce sont ces épithéliums qui forment un revêtement continu. Il ne faut pas non plus négliger de dire qu'outre les bactéries pathogènes, nous donnons encore asile à un grand nombre de micro-organismes inoffensifs ou même utiles, qui, par leurs produits de décomposition, peuvent faire équilibre aux variétés nuisibles ou même les anéantir.

Si, après ces notions sommaires et indispensables, nous considérons les voies par lesquelles l'oreille peut être atteinte, nous trouvons en première ligne la voie naso-pharyngienne .qui, le plus souvent, est la source de l'infection de l'oreille.

La cavité bucco-naso-pharyngienne (planche I) constitue le premier segment des voies respiratoires et du tube digestif. Comme il existe entre elle et l'oreille une communication directe au moyen de la trompe d'Eustache, il est très facile de comprendre comment, dès qu'une affection s'est déclarée dans la cavité naso-pharyngienne, il peut se produire une propagation directe des germes aux cavités auriculaires. On croyait autrefois qu'un grand nombre de maladies des voies respiratoires supérieures, telles que le rhume de cerveau ordinaire, l'angine, la pneumonie étaient simplement le résultat d'un refroidissement intense de l'organisme [1]. Cette opinion ancienne ne tient pas debout devant les recherches modernes ; pourtant le refroidissement est un facteur auxiliaire dans la transmission de la maladie, car c'est de cela qu'il s'agit toujours. Il paralyse, en effet, diverses actions défensives. Il se produit, en particulier ici, une paralysie de l'épithélium vibratile, à la suite de laquelle les cellules atteintes ne peuvent plus remplir leur fonction et lutter contre les agents nocifs. La digue protectrice est rompue ; l'affection locale survient parce que les bactéries pathogènes trouvent un sol favorable à leur extension [2]. Grâce au développement de ces agents morbides, on voit apparaître aussi bien le simple catarrhe que la diphtérie ou la

1. Ce qui prouve bien que le froid n'agit pas en dehors des microbes, c'est que, dans les expéditions arctiques, où les refroidissements sont forcés et violents, chez les individus qui vont de l'intérieur assez chaud de leur logement à l'extérieur où règne une température glaciale, on ne voit survenir ni rhinites, ni laryngites, ni bronchites, l'air de ces régions polaires étant dépourvu de germes pathogènes.

2. En France, on fait la part un peu plus large qu'en Allemagne à l'état général, caractérisé autrefois par le mot diathèse, et dont on a certainement abusé. Mais les recherches de nombreux expérimentateurs, notamment de Charrin, ont démontré que l'infection a le plus souvent besoin, pour réussir, d'un terrain taré par une cause générale ou une cause locale, telle qu'une phlegmasie antérieure. Seuls les microbes très virulents et en nombre suffisant peuvent se passer des conditions précitées.

pneumonie, suivant la variété spécifique des bactéries immi-
grées [1] ; il en est de même pour l'inflammation aiguë de l'oreille
moyenne qui doit nous occuper plus particulièrement.

Dans la cavité bucco-naso-pharyngienne malade, les bactéries pathogènes se trouvent en très grand nombre ; par suite
des divers mouvements volontaires ou réflexes et involontaires
amenant la compression de l'air, il arrive facilement que cet air
comprimé est directement poussé dans la trompe d'Eustache. A
chaque déglutition, nous provoquons, sans le vouloir, de semblables oscillations dans la pression de l'air ; ce qui, du reste,
comme nous l'avons déjà dit, est indispensable pour produire
l'aération, c'est-à-dire le renouvellement de l'air dans l'oreille
moyenne, nécessaire au bon fonctionnement de cet organe.
Nous provoquons encore ces oscillations, mais d'une façon plus
marquée et plus facilement nuisible, dans l'éternuement, la toux,
les vomissements, et surtout dans l'action de se moucher, où
alors elles sont volontaires. Grâce à ces mouvements, il se produit une compression momentanée de l'air dans la cavité naso-
pharyngienne ; et, comme l'air tend à se dégager du côté de la
moindre résistance, il est lancé par la trompe dans l'oreille
moyenne, en compagnie de particules du contenu du naso-pharynx, c'est-à-dire que non seulement les mucosités, mais encore
les divers agents pathogènes arrivent dans cette région.

Pour ne citer qu'un exemple, nous avons eu une preuve directe
de ces faits chez quelques individus ne prisant pas habituellement, chez lesquels le tabac à priser, lancé dans l'oreille
par un violent éternuement, provoqua une otite, au cours de
laquelle du tabac à priser fit issue par une perforation du tympan. Ceci est certes une démonstration frappante de la façon
dont l'otite se produit. Cette voie est celle par laquelle l'oreille
est le plus fréquemment atteinte ; mais il ne faut pas oublier
qu'il en existe cependant d'autres. Ainsi, au cours d'un grand
nombre de maladies infectieuses [2] aiguës, telles que scarlatine,
rougeole, diphtérie, méningite cérébro-spinale épidémique, pneumonie, oreillons, influenza, au cours de la syphilis, de la tuberculose, du diabète, etc., il arrive que les matières pathogènes

1. Rappelons que, dans les maladies les plus spécifiques, telles que la
scarlatine, la rougeole, la fièvre typhoïde, les complications auriculaires
sont très souvent le résultat d'une infection secondaire, produite par des
agents pyogènes quelconques.

2. Ces otites ont été d'abord signalées par les anatomo-pathologistes du
XIX° siècle, puis par Toynbee et notre compatriote Triquet qui a parfaitement étudié la question dans un mémoire trop peu connu. Elle a été
ensuite reprise par Troeltsch et ses élèves, par Wendt (variole), etc.

spécifiques collectées dans l'organisme se créent un foyer local dans l'oreille.

Telles sont, si je puis m'exprimer ainsi, les voies internes.

Il est évident que des otites pourront aussi se développer, qui ont une origine externe. Toutes les affections inflammatoires qui se déroulent sur le pavillon et surtout dans le conduit auditif externe se propageront par ce conduit à la cloison très mince et très délicate, le tympan, qui sépare l'oreille externe de l'oreille moyenne et par là surviendront des inflammations de cette dernière. C'est ce que peuvent amener toutes les lésions et toutes les inflammations du pavillon, celles du conduit dues aux furoncles, aux moisissures, etc., mais surtout les lésions déterminées par une compression mécanique de l'air (soufflets, bruits violents), ou, chose très importante, par les corps étrangers qui pénètrent si fréquemment dans l'oreille. Remarquons à ce propos que c'est moins du corps étranger lui-même que peut venir le danger, que des tentatives d'extraction faites par une main inexpérimentée. Faisons rentrer dans le groupe précédent les froidures et les brûlures de l'oreille, surtout du conduit ; les brûlures sont produites par des liquides introduits imprudemment ou accidentellement : lait chaud, eau bouillante, chloroforme (contre le mal de dents), etc.

CHAPITRE V

Hygiène et prophylaxie des régions supérieures des voies respiratoires et digestives dans les conditions normales.

Nous avons esquissé à grands traits les voies par lesquelles l'oreille peut devenir malade. Comme ces affections ont une très grande importance à deux points de vue, d'abord parce qu'elles peuvent diminuer ou abolir la fonction auditive, et ensuite parce qu'elles présentent un danger très réel pour la vie du patient, il est évident que tous nos efforts doivent tendre non pas à guérir le mal une fois déclaré, mais à empêcher son apparition. La connaissance des voies d'infection nous servira de guide; c'est elle qui nous indiquera ce qu'il faut faire et ce dont on doit s'abstenir. Nous verrons qu'en suivant exactement les règles d'hygiène, nous arriverons à ce but; mais, nous ne l'atteindrons qu'en obéissant strictement à ces règles, qui pour la plupart sont d'ailleurs d'une exécution très facile. Nos efforts seront couronnés par les plus beaux succès. Nous avons donc à nous occuper de la prophylaxie des maladies des oreilles [1].

Il faut ici faire une distinction entre les mesures prophylactiques à observer quand l'organisme est en bonne santé générale et locale (cavité naso-pharyngienne) et celles que nous devons appliquer quand l'organisme n'est plus en état normal, qu'il soit atteint localement ou dans son ensemble ou que ces deux conditions soient réunies. Je vous entends demander : mais, quand est-on en bonne santé, pourquoi ces précautions? Cette question a pour origine une idée erronée; car, c'est en écartant les facteurs nuisibles ou en essayant de les rendre inoffensifs, qu'on arrivera à maintenir l'organisme en bonne santé d'une manière permanente, localement et dans son ensemble. L'hygiène de la cavité naso-pharyngienne, de la bouche surtout, exerce une puissante influence sur la prophylaxie des affections des oreilles [2].

---

1. Je ferai remarquer ici que, dans les pages suivantes, j'ai en partie recours à mes publications antérieures : *Maladies des oreilles dans leurs rapports avec les maladies générales*, 1893: voir aussi *Wiener Klinik*, 1893, et aussi *Bases d'une prophylaxie hygiénique des inflammations des oreilles*. Iéna, 1895.

2. La prophylaxie des maladies des oreilles chez le nouveau-né n'a pas suffisamment attiré peut-être l'attention des gens du monde et

Donc, c'est tout d'abord l'hygiène du pharynx et de la bouche qui va nous occuper ; car elle n'est pas le domaine exclusif des dentistes. L'excellente coutume des soins de propreté des dents est très répandue chez les nations civilisées, de sorte qu'on pourrait croire qu'il est superflu de s'arrêter à des choses si connues et si évidentes. Cependant, il n'en est pas ainsi pour la raison bien simple que ces règles d'hygiène ne sont pas appliquées convenablement ou que — avouons-le avec franchise — nous aimons trop nos aises pour soigner notre bouche d'une façon correcte et logique. Souvent, chez le profane, la négligence a pour cause l'ignorance, une connaissance insuffisante ou une mauvaise interprétation de ce qu'il a entendu. La coutume, très louable en soi, de se nettoyer les dents et de se rincer la bouche est transmise des parents aux enfants ; elle existe chez tous les peuples civilisés. Mais, dans cette opération quotidienne, on suit, un peu par amour de ses aises, des principes erronés. Il faut d'abord savoir que ce que nous employons pour ces nettoyages est moins important que la manière dont nous les exécutons et surtout le moment où nous les pratiquons. Beaucoup de personnes croient avoir obéi scrupuleusement aux règles de l'hygiène quand elles ont mis quelques gouttes d'acide phénique, d'odol, de permanganate de potasse ou d'un autre désinfectant dans l'eau destinée au lavage de la bouche et qu'elles ont rincé cette dernière ; tout cela est cependant secondaire. Je dois d'abord protester contre le *moment* que la plupart des personnes choisissent pour se nettoyer les dents et la bouche. On a la très ancienne et très détes-

---

même des médecins. Elle doit être très précoce ; il est bon de désinfecter les voies génitales avant l'accouchement, puisque bien des infections pyogènes se font pendant le passage de la tête à travers le canal vagino-périnéal. Or, le germe pathogène qui a pénétré dans le nez ou la bouche est désormais un danger pour l'oreille. D'autre part, on ne se préoccupe pas assez de ce fait que l'enfant quitte le milieu maternel très chaud pour gagner le milieu extérieur relativement froid, dépassant bien rarement 20 degrés. Or, tout refroidissement amené par un courant d'air, par exemple, tend à amener chez ces jeunes organismes, qui résistent très mal à un abaissement de la température, de l'enchifrènement et consécutivement une otite. La caisse est d'autant plus sensible aux causes d'irritations qu'elle est déjà le siège d'une congestion physiologique notable par la résorption du bourrelet tympanique, que son conduit auditif externe est de plus très humide et plein de l'enduit caséeux qui recouvre toute la surface cutanée et par conséquent très apte à la nourriture des microbes. Depuis longtemps, à l'hôpital des Enfants Assistés, on a reconnu l'extrême fréquence de l'otite moyenne chez les enfants, principalement chez ceux qui sont en proie à de graves troubles gastro-intestinaux (Parrot, Baréty, Barbillion). Neumann est revenu dernièrement sur ces lésions, pour ainsi dire sans réaction, des otites des états cachectiques de l'enfance.

table habitude, qu'on transmet aux enfants, de ne se nettoyer les dents que le matin et de se rincer la bouche avant ou après qu'on a fait sa toilette. Puis, — et c'est ainsi dans la plupart des familles — en voilà assez pour vingt-quatre heures. Mais, toute personne, douée d'un peu de jugement et qui réfléchit aux choses de l'hygiène, m'accordera bien que c'est être singulièrement exigeant pour notre organisme en bonne santé que de lui demander de supporter pendant vingt-quatre heures, sans que nous l'y aidions un peu, tous les germes qui se trouvent d'avance dans la bouche, tous ceux qui y seront apportés ou s'y formeront plus tard et d'exiger que par ses propres moyens, il les rende inoffensifs. Nous permettons donc tranquillement à ces déchets dégoûtants — il n'y a pas d'autres termes pour caractériser les résidus alimentaires, miettes de pain, fibres de viande, parcelles de légumes, débris de tabac, arrière-goût de boissons, surtout alcooliques, qui forment un singulier mélange putrescible par suite des processus de fermentation, de décomposition et de sécrétion toujours en activité. — nous permettons, dis-je, à ces déchets dégoûtants, non seulement de séjourner long-temps dans notre cavité buccale, mais nous leur procurons les conditions les plus favorables pendant le repos de la nuit. Nous laissons notre pharynx devenir un lieu de prédilection pour la germination de microorganismes, lui qui y est prédisposé par les conditions de température et d'aération. Il devient une véritable étuve pour le développement des germes morbides, juste à un moment qui est d'une importance capitale pour la régénération complète des matériaux usés pendant la journée. On peut en faire facilement tous les jours la preuve expérimentale, en prélevant le matin, après le repos de la nuit et avant le nettoyage, des échantillons sur une cavité buccale qui pendant vingt-quatre heures n'a pas été nettoyée, et en les soumettant à des manipulations bactériologiques. Les animaux, souris, cobayes, etc., à qui on injecte ces échantillons deviennent très dangereusement malades ; souvent même ils succombent. Nous ne devons donc pas fournir à ces germes le moyen de se multiplier pendant la nuit ; la simple réflexion nous indique par conséquent que le nettoyage principal ne doit pas se faire le matin, mais le soir, avant d'aller au lit : donc nettoyage des dents et rinçage de la bouche chaque soir. Mais cela ne veut pas dire qu'il faille supprimer les soins hygiéniques du matin ; bien au contraire, ceux-ci sont tout indiqués après le repos de la nuit. De même, après les principaux repas, il conviendrait de faire un petit nettoyage de la bouche, même avec de l'eau pure, trois fois par jour. Je sais que peu de personnes voudront consentir à ces soins répétés, parce qu'elles aiment trop leurs aises et qu'elles s'imaginent perdre ainsi trop d'un temps précieux. Mais cela n'est même pas exact. Tout le monde, même les négociants les plus affairés, pourraient faire à leur santé, à leur vie et même aux convenances ce léger sacrifice de quelques secondes. En suivant ces règles de façon à peu près satisfaisante, nous verrions disparaître la fétidité de l'haleine, très marquée le matin chez beaucoup de personnes ; nous n'entendrions plus les plaintes si fréquentes au sujet de maux de dents récidivants, car on mettrait ainsi un obstacle aux progrès de la carie. A part cette action purement locale sur les dents, les règles hygiéniques dont il a été question ont aussi une grande importance générale ; elles donnent une plus grande résistance et amènent une diminution considérable de la réceptivité pour toutes les maladies infectieuses.

Le nettoyage des dents ne suffit pas à l'hygiène complète de la bouche ; il faut lui adjoindre une pratique utile pendant qu'on est en bonne santé, mais absolument indispensable pendant la maladie : je veux parler du gargarisme. Ici encore il y a bien des erreurs à combattre. Pour l'instant de la journée où on doit le faire, je renvoie à ce que j'ai dit du nettoyage des dents : le moment est le même. Je dois surtout combattre la manière dont on exécute habituellement sa technique[1] ; car elle est absolument défectueuse et ne remplit pas le but qu'on se propose, d'aller nettoyer à fond les parties profondes de la gorge, siège principal des infections. Le gargarisme tel qu'on le fait d'ordinaire : absorption d'une grande gorgée de liquide, renversement de la tête en arrière et production du bruit si connu de glou-glou, ne nettoie que les parties supérieures du pharynx et les régions inférieures de la bouche, mais n'atteint pas les profondeurs de la gorge. Si l'on veut que le gargarisme serve à quelque chose, voici comment il faut le faire : on prend une gorgée moyenne de liquide — dans les conditions normales, l'eau de source est encore ce qu'il y a de meilleur et de plus rafraîchissant — renversant à demi la tête en arrière, on laisse couler l'eau par son propre poids sans produire de bruit d'aucune sorte. Quand le liquide a pénétré assez profondément, il se produit alors un mouvement d'opposition, involontaire le plus souvent,

---

1. Le gargarisme pratiqué, comme le font trop souvent les gens du monde, n'atteint guère que le voile et les piliers antérieurs, ainsi que le démontrent les expériences faites avec les liquides colorés. Aussi son utilité est-elle contestée par les auteurs récents qui veulent lui substituer les irrigations pratiquées avec ménagement.

et dirigé de bas en haut; il est dû à la contraction des muscles du pharynx, de telle sorte que la tête étant alors légèrement inclinée en avant, le gargarisme est rejeté par la bouche. De cette façon on obtient un râclage beaucoup plus puissant de la partie postérieure du pharynx, et un nettoyage mécanique bien meilleur que par le procédé habituel. On répète le gargarisme environ six fois de suite, jusqu'à épuisement du liquide, un demi-quart de litre. Il est évident que, dans le cas de maladie, le gargarisme doit être employé plus souvent, toutes les heures ou toutes les demi-heures, et qu'on doit se servir alors d'un antiseptique. Depuis de longues années, je fais usage avec succès, aussi bien à l'état normal qu'en cas de maladies (maux de gorge de toute nature) du gargarisme suivant :

Rp :   Acide phénique pur liquéfié......   10 gr.
       Thymol.......................   0 gr. 20
       Alcool absolu.................   50 gr.
       Eau distillée.................   150 gr.
       Essence de menthe poivrée.......   10 gouttes.
       Une cuillerée à café pour un demi-
          quart d'eau en gargarismes.

ou encore :

       Lysol........................   5 gr.
       Teinture de myrrhe
       Teinture d'eucalyptus   } āā 50 gr.
          récemment préparée
       Essence de menthe poivrée.......   5 gouttes.
    dix à vingt gouttes pour un demi-quart de litre d'eau.
    en gargarismes.

Naturellement ces liquides, composés d'éléments qui sont loin d'être indifférents, ne doivent être employés que par des personnes qui n'avalent pas en se gargarisant; les enfants qui ne savent pas encore se gargariser ne doivent pas s'en servir. De plus, l'ordonnance doit être donnée par le médecin. La première solution est limpide et reste telle quand on la dilue avec de l'eau. La seconde a une couleur brunâtre et provoque dans l'eau, quand quelques gouttes y tombent, un trouble blanc laiteux. On peut aussi se servir d'un mélange salin : bicarbonate de soude et borax, 100 parties de chaque, alun 25 à 50 parties : faire dissoudre une bonne pincée de cette poudre dans un demi-quart de litre d'eau pour gargarismes.

Parmi les précautions qui sont importantes, non seulement pour l'organisme général, mais aussi pour le fonctionnement normal de l'organe de l'ouïe, nous avons encore à considérer celles qui regardent la respiration [1].

Bien que cette fonction soit la plus indispensable à notre organisme, nous sommes tous, pour l'exercer, d'une paresse et d'une légèreté incroyables et inexcusables. Presque toujours nous respirons d'une manière trop superficielle et, par nos inspirations, nous ne prenons absolument que l'air dont nous avons besoin pour remplacer l'air expiré. Cette manière de respirer est loin d'utiliser notre surface pulmonaire, laquelle est assez grande pour faire en une minute, l'échange de 7 litres 1/2 d'air non humide; la conséquence naturelle est que cet organe, travaillant insuffisamment, subira de ce chef une atrophie, de même qu'un organe travaillant beaucoup subit une augmentation dans toutes ses dimensions, et se développant mieux devient plus vigoureux. Cette utilisation insuffisante frappe d'autant plus l'organisme humain que les organes sous-jacents, étant en état de moindre nutrition, seront beaucoup plus facilement atteints par les maladies que ceux qui sont en état de nutrition normale. Cette habitude d'une respiration superficielle [2] créera, pour les motifs indiqués, une certaine réceptivité pour la tuberculose pulmonaire, sans parler de la prédisposition héréditaire qui vient souvent s'y adjoindre. Il y aurait bien moins de cas de tuberculose pulmonaire, si nous voulions prendre l'habitude de respirer comme il convient. La méthode la plus simple, la plus commode et la plus profitable pour ces exercices respiratoires, pour cette gymnastique pulmonaire, consiste, les fenêtres étant, si possible, ouvertes, à faire une inspiration aussi longue et aussi profonde que l'on peut, la bouche fermée, et à expirer lentement, sans pression volontaire exercée par les muscles expirateurs, à laisser la cage thoracique se réduire d'elle-même. Cet exercice est répété six à douze fois de suite, d'abord en position verticale, puis le même nombre de fois en position horizontale (couché sur le dos): cette manœuvre se fait le soir : la respiration en position horizontale se fera donc au lit. Au début, les poumons ne se rempliront pas complètement, l'air ne pénètrera pas jusque dans les sommets, comme il nous sera facile de nous en apercevoir. Mais, au

1. Voir, sur ces questions de ventilation pulmonaire, les belles expériences de Gréhant, exécutées avec un mélange d'air et d'hydrogène.

2. Les exercices vocaux, exigeant des mouvements respiratoires profonds et énergiques, jouent un rôle prophylactique contre les affections pulmonaires en général et la tuberculose en particulier, ainsi que cela a été signalé à diverses reprises. Cependant, le surmenage vocal trop fréquent et trop prolongé paraît au contraire une cause prédisposante.

bout de quelque temps, plus nous aurons répété cet exercice, plus nous sentirons le courant d'air aller profondément, plus nous verrons notre poitrine se dilater. Les résultats de cette gymnastique pulmonaire, faite avec persévérance, se manifesteront bientôt d'une façon générale et locale (dans l'oreille). Notre être tout entier recevra une nouvelle impulsion, rendue apparente par une amélioration de la nutrition et une augmentation de notre bien-être. Si nous avons recommandé de faire ces exercices le soir surtout, c'est qu'ils sont le narcotique le plus simple, le plus sûr et le plus commode pour les enfants, les vieillards et surtout pour les personnes très nerveuses. Cette action des exercices respiratoires s'explique par le fait que les divers systèmes vasculaires de l'organisme et en particulier du cerveau, bien régularisés par ces inspirations larges et profondes, produisent les conditions nécessaires à un sommeil normal, bon et profond. Ce qu'on appelle la respiration sportive rentre dans la rubrique des exercices respiratoires, qui d'ailleurs lui ont donné naissance.

CHAPITRE VI

Mesures hygiéniques à prendre dans le cas d'affections aiguës des voies respiratoires supérieures, pour éviter les maladies des oreilles.

Nous avons parlé jusqu'ici des précautions hygiéniques, couramment indiquées dans les conditions normales. Il nous reste à mentionner les mesures à prendre quand l'organisme est malade, soit en totalité, soit en partie (cavité naso-pharyngienne), pour éviter, autant que possible, les maladies d'oreilles.

En ce qui concerne les affections aiguës, nous avons à considérer tout d'abord l'inflammation catarrhale aiguë du nez et du pharynx, le rhume de cerveau vulgaire et le mal de gorge, qu'ils aient leur origine dans une maladie infectieuse générale de l'enfance (rougeole, scarlatine, etc.), ou qu'ils soient la manifestation d'une autre affection (influenza, coryza, etc.). En effet, l'expérience nous enseigne que les maladies des oreilles surviennent très fréquemment au cours de ces affections. Nous devons donc, dans ces cas, user des plus rigoureuses précautions, parce que souvent, malgré les soins les plus attentifs, on voit survenir des propagations de ces troubles morbides aux oreilles.

Je dois tout d'abord faire la guerre à la façon dont on se mouche habituellement. En effet, en pratiquant cet acte, il se produit, la bouche étant fermée, une compression momentanée de l'air dans la cavité naso-pharyngienne. De la sorte, l'air, les mucosités, le contenu du naso-pharynx, sont chassés dans et contre l'oreille par les voies de communication : trompes d'Eustache. Les êtres microscopiques (bactéries), agents morbides, qui existent dans le coryza ou le mal de gorge, sont entraînés dans ce mouvement. Donc, quand on est enrhumé du cerveau, il faut se moucher le moins souvent possible et le faire sans violence, surtout pendant le stade aigu, c'est-à-dire pendant les quatre à six premiers jours. Cette règle peut sembler, à première vue, sévère et désagréable à observer ; mais ce n'est qu'une apparence. En effet, cette violente action de se moucher, répétée à toute minute, n'amène même pas la perméabilité du nez ; au contraire, l'augmentation de la pression du sang produit un gonflement [1] plus marqué de la muqueuse et accroît la sécrétion

---

1. Cette turgescence est d'autant plus facilement réalisée qu'il existe, comme on le sait, dans cette muqueuse, de véritables zones érectiles, à vaisseaux sanguins extrêmement abondants.

nasale. Ainsi, nous tournons dans un cercle vicieux, dont les conséquences peuvent, dans certains cas, être fatales. Du reste, tous ceux qui ont, en même temps que le catarrhe nasal, une légère irritation, un léger picotement dans les oreilles, évitent, sans en avoir conscience, les violents efforts pour se moucher, par la raison simple que cela leur fait mal dans les oreilles et qu'ils s'aperçoivent vite que les souffrances deviennent plus prolongées et plus vives à mesure qu'ils se mouchent plus fortement. Ils préviennent ainsi, involontairement, l'apparition d'une otite moyenne. Aussi, il y a longtemps, un de nos anciens maîtres en otologie, Tröltsch, recommandait avec chaleur de se moucher à la *paysanne* dans les catarrhes et les inflammations d'oreilles (c'est-à-dire fermer en se mouchant une seule narine, et non les deux à la fois). De cette façon, la pression de l'air ne peut agir sur l'oreille.

Il est évident, d'après ce que je viens de dire, que, dès qu'on verra les symptômes d'une véritable inflammation de l'oreille moyenne : douleur pénétrante et violente dans l'intérieur de l'oreille, diminution plus ou moins marquée de l'ouïe, le plus souvent avec fièvre, on se mouchera aussi doucement et aussi délicatement que possible. Le mieux serait encore de s'en passer; mais cela est impraticable dans le plus grand nombre des cas. Il ne faut pas faire d'insufflations d'air dans la trompe d'Eustache, de douche d'air pendant le catarrhe nasal aigu et le mal de gorge, ainsi que pendant le premier stade de l'inflammation des oreilles. Beaucoup d'infractions à cette règle sont commises par des malades auxquels, pour des affections catarrhales chroniques de l'oreille dont ils ont antérieurement souffert, on a prescrit de se donner eux-mêmes la douche d'air.

Chez les malades gravement atteints, surtout dans les cas de scarlatine, rougeole, fièvre typhoïde, pneumonie. influenza, diphtérie, il est indispensable que le médecin traitant examine de temps en temps les oreilles, même sans que le malade, rendu insensible à la douleur par son affection fébrile et par les troubles cérébraux, réclame cet examen. Souvent, en effet, une inflammation ignorée des oreilles est la cause directe des phénomènes graves et menaçants [1]. Les mères, les nourrices et les médecins doivent faire attention aux oreilles des nourrissons, des enfants âgés de quelques semaines ou de quelques mois. Il

1. Trousseau a été un des premiers à signaler les graves symptômes nerveux produits par les otites moyennes aiguës chez les enfants, dont la susceptibilité est si grande, et à montrer que beaucoup de prétendues méningites ne sont que des affections aiguës de la caisse du tympan.

arrive, en effet, souvent, que les convulsions dites de dentition sont produites moins par l'éruption des dents que par une otite moyene aiguë, très fréquente chez les enfants[1]. Par exemple, il n'est pas rare de voir que, sans cause apparente, parfois peut-être après un coryza et même sans que ce dernier ait existé, un petit enfant commence à être agité, refuse la nourriture, manifeste une violente douleur en même temps que sa température augmente, et enfin est atteint de convulsions qui jettent les parents dans l'anxiété la plus grande. Tout à coup, au bout de un à trois jours, du pus s'écoule par l'oreille et l'enfant commence à aller mieux à partir de ce moment. Dans ce cas, l'oreille était coupable de ces graves phénomènes[2]. De même, les dangereux catarrhes de l'estomac et de l'intestin qui, si rapidement, dans la première enfance, mettent les enfants très bas, peuvent, comme cela a été prouvé par des recherches récentes, être en relation directe avec l'oreille ; le pus venu de l'oreille est dégluti et provoque ainsi les troubles intestinaux. Donc, il est nécessaire de veiller avec beaucoup d'attention, quand ces états se rencontrent dans la première enfance.

1. Ce fait a été mis hors de doute par les recherches cadavériques.
2. Parfois il se produit du côté du cerveau, sinon des processus inflammatoires aigus, du moins des lésions chroniques qui détruisent, d'une façon plus ou moins irrémédiable, certains territoires de l'écorce cérébrale et déterminent des troubles moteurs et intellectuels définitifs.

CHAPITRE VII

Mesures d'hygiène pour prévenir les affections des oreilles dans le cas de maladies chroniques des voies respiratoires supérieures.

Jusqu'ici nous nous sommes occupés des règles à suivre pour maintenir l'oreille en bonne santé alors que l'organisme, tout en étant parfaitement normal, est cependant sous le coup d'une maladie aiguë. Nous passerons de même très rapidement en revue les maladies chroniques. Celles du nez et du pharynx exercent une influence désastreuse sur 'appareil auditif tout comme les inflammations nasales ou gutturales aiguës. C'est un fait d'expérience que la plus grande partie des catarrhes chroniques de l'oreille, si dangereux pour la fonction auditive, ont leur source dans les affections chroniques du nez et du pharynx.

Il faut faire particulièrement attention à une maladie chronique du naso-pharynx, très fréquente surtout dans l'enfance[1], c'est l'hypertrophie de la troisième amygdale ou amygdale pharyngée (végétations adénoïdes). Non seulement cette affection étend son action sur l'oreille, mais elle influence encore, d'une manière très défavorable, le développement intellectuel et physique de l'organisme de l'enfant[2]. Elle supprime la respiration nasale, laquelle doit, à l'état normal, fournir l'apport d'air nécessaire à la vie; les malades respirent alors par la bouche. Chez les patients qui respirent de cette façon, le malade prend, au cours des années, un aspect si caractéristique et si typique qu'on peut très souvent diagnostiquer l'affection au premier coup d'œil[3]. Le malade donne l'impression générale de l'im-

---

1. Ces végétations peuvent, dès les premiers jours de l'existence, créer une telle gêne mécanique que leur ablation s'impose, même à ce moment.

2. L'aprosexie, si bien mise en évidence par Bresgen et par Guye, et qui est caractérisée par un ensemble de troubles mentaux, souvent fort graves, parmi lesquels l'inattention, la diminution de la mémoire et de la résistance à la fatigue intellectuelle, tiennent une grande place, se retrouve certainement chez la plupart des enfants à faciès adénoïdien. Mais, il ne faut pas oublier que la dégénérescence mentale peut imiter à s'y méprendre, non seulement les troubles intellectuels, mais encore les déformations physiques qui accompagnent d'ordinaire les végétations adénoïdes. Dans ce cas, l'ablation de ces dernières n'a plus guère d'influence heureuse que du côté de l'oreille et de la respiration nasale.

3. On peut même faire un diagnostic historique rétrospectif. L'examen

bécillité, qui semble, inscrite sur sa physionomie [1] et d'une insuffisance mentale qui n'existe parfois qu'en apparence et qui n'est que temporaire; car elle disparaît après la suppréssion de la cause. Les petits malades présentent en même temps très souvent un aspect souffreteux, misérable, conséquence de l'oxygénation défectueuse du sang par la respiration mal exécutée. Les enfants qui auparavant étaient très vifs et très actifs, deviennent, dès que la maladie commence à faire son apparition, abattus, pâles; ils ne jouent plus, sont de méchante humeur, l'appétit est mauvais, l'alimentation se fait mal. Souvent la bouche est ouverte, les lèvres sont sèches, les yeux ternes et sans éclat. En classe, ces enfants sont arriérés; parfois les maîtres les considèrent comme paresseux, négligents et inattentifs, alors qu'ils se donnent peut-être beaucoup de peine pour arriver à suivre les leçons. Ces enfants n'apprennent pas, non pas parce qu'ils sont paresseux, mais parce qu'ils sont malades, soit qu'ils n'entendent pas bien, soit qu'ils ne soient pas capables de fixer longtemps leur attention sur un même sujet. Naturellement aussi, la paresse naturelle se combine souvent avec l'état maladif. Pendant la nuit, ces enfants ronflent pour la plupart beaucoup, leur sommeil est mauvais, agité, ils s'éveillent plus fatigués qu'au moment où ils se sont couchés. Si on les fait parler à haute voix, on est frappé de les entendre parler du nez; la voix a un son nasal typique, qui est beaucoup plus évident quand on leur fait prononcer des mots contenant des nasales ou des diphtongues (par exemple : neuf, manque, etc.). On rencontre, plus rarement il est vrai, des cas où le bégaiement est sous la dépendance des végétations. Beaucoup d'enfants, porteurs de ces dernières, présentent aussi la particularité de ne pas pouvoir bien se moucher, malgré les injonctions des parents et des maîtres. Nous signalerons aussi en passant qu'on attribue aux végétations certains cas d'incontinence nocturne d'urine qui amène ces enfants à pisser au lit. Si la présence de ces végétations se manifeste sur le visage et dans le développement mental, elles produisent, quand elles persistent pendant longtemps, outre l'oxygénation insuffisante du sang, et par suite l'anémie, des déformations des maxillaires : les dents chevauchent les unes sur les autres, poussent irrégulièrement. La voûte du palais, au lieu de rester plane comme à l'état normal, prend une forme

des portraits de Charles-Quint et de François II, fils de Henri II et frère de Charles IX, prouvent que ces monarques étaient de s adénoïdiens, ainsi que le démontre aussi du reste leur biographie.

1. A cause de la béance continuelle de la bouche, de l'immobilité des traits et de l'air étonné qui en résulte. Le visage est ong et étroit.

très élevée [1]. Ces altérations des mâchoires sont souvent très désagréables plus tard, surtout pour les jeunes filles. Nous ne devons pas de plus perdre de vue que, grâce à la respiration défectueuse, vicieuse, la cage thoracique [2] est gênée dans son développement juste au moment où sa croissance en largeur et en profondeur ont une importance capitale. C'est un facteur dont il faut tenir un compte sérieux, surtout au point de vue de la tuberculose, d'autant plus qu'un certain nombre de végétations présente, *a priori*, le caractère d'une tuberculose primitive [3]. Vous voyez que nous avons de nombreuses raisons de faire très sérieusement attention à ces végétations qu'on rencontre le plus souvent entre la sixième et la douzième année, aussi bien chez les garçons que chez les filles. C'est aux parents et aux maîtres de reconnaître à temps, chez leurs enfants et leurs élèves, le début de ces modifications. Si l'on intervient à temps, les conséquences désastreuses signalées ne feront pas leur apparition, et le développement des enfants ne sera pas entravé. Quel que soit le degré de l'affection, on ne peut y porter remède qu'en pratiquant l'ablation des végétations, opération qui, exécutée par quelqu'un de compétent, est sans aucun danger et ramène bientôt la santé et un développement parfaits.

Il est souvent merveilleux de voir comment des enfants auparavant pâles, abattus, abêtis, paresseux, subissent une heureuse transformation en sens inverse, dans un laps de temps très court, quelques mois, après l'opération. Les hypertrophies des amygdales, qui souvent coexistent avec les végétations, exercent une influence moins désastreuse que ces dernières ; cependant, elles exigent fréquemment un traitement direct, opératoire, à cause de leur action sur l'oreille et sur l'organisme. La disparition des

---

1. Palais ogival des médecins spécialistes. Rappelons que si la majorité des auteurs continue à attribuer cette malformation palatine aux végétations, divers auteurs à la suite de Siebenmann, invoquent surtout une influence anthropologique, la leptoprosopie (étroitesse de la face). D'autre part, des dégénérés comme nous l'avons dit plus haut, peuvent réaliser le faciès adénoïdien, dans toutes ses caractéristiques; notamment le palais ogival.

2. Dupuytren, puis Robert, éminents chirurgiens français, tout en attribuant fautivement ce résultat aux amygdales palatines, ont les premiers fait connaître ces déformations thoraciques qu'ils expliquaient déjà, comme de nos jours, par la suppression de la respiration nasale.

3. Ces tuberculoses de végétations adénoïdes, moins souvent signalées que celles des amygdales, ont fait l'objet de travaux récents assez nombreux. En général, les lésions spécifiques sont mal caractérisées et ne présentent pour ainsi dire que l'aspect des inflammations diffuses ; parfois même on ne constate que la présence du bacille de Koch.

amygdales hypertrophiées est une chose utile; car, en cet état, elles présentent une grande réceptivité pour les inflammations de toute nature et pour la diphtérie [1].

Après avoir parlé des affections naso-pharyngiennes qu'il faut combattre dans l'enfance, pendant les années du développement, il nous reste à traiter, de façon brève, le même sujet pour les adultes. Chez l'homme fait, il y a danger pour l'oreille tant qu'il existe des affections naso-pharyngiennes chroniques. Souvent une maladie auriculaire ne peut disparaître avant que la cause nasale n'ait été supprimée [2]. Évidemment, le médecin pourra seul donner des conseils utiles et appropriés pour la guérison des affections naso-pharyngiennes. C'est pourquoi je ne citerai que quelques précautions utiles dans beaucoup de cas pour combattre ces maladies. Je parlerai en particulier des bains de nez et des douches nasales. Pour prendre les premiers, on se sert d'un petit bassin spécial qu'on trouve chez tous les fabricants d'instruments de chirurgie; on le remplit d'eau bouillie tiède à laquelle on a ajouté par quart de litre une forte pincée de borax ou de bicarbonate de soude; puis, la tête étant légèrement renversée en arrière, on fait couler le liquide dans une narine, de telle façon qu'il ressorte peu à peu par la narine opposée. Ce traitement doit être fait le soir lorsqu'on n'a plus besoin de sortir. Les douches nasales ont une action plus puissante; elles sont par cela même plus dangereuses et méritent moins d'être employées; elles ont pour but de pousser d'une certaine hauteur, suivant le principe du siphon, une quantité de liquide à travers les fosses nasales. On peut se servir pour cela de n'importe quel irrigateur pourvu d'une canule olivaire. On peut

1. Nous nous sommes efforcés dans le premier volume de notre ouvrage, *Le pharynx*, de démontrer que les différentes amygdales n'ont point le rôle protecteur qu'on leur attribue en interprétant mal, à notre sens, les doctrines de la phagocytose. Leur disposition (cryptes) les rend au contraire très aptes à servir de foyer d'infection, d'autant plus que leur structure reste toujours embryonnaire. La pathologie ne nous montre que trop qu'il en est ainsi. Les amygdales constituent en réalité le *locus minoris resistentiæ* de la cavité pharyngée. D'ailleurs, ces amas lymphoïdes sont répartis très inégalement chez les différents mammifères; ceci s'accorde mal évidemment avec les fonctions si actives qu'on leur prête (voir notre *Pathologie comparée du pharynx*). Conséquemment, l'ablation de ces organes, surtout hématogènes, ne doit pas laisser beaucoup de regrets.

2. Il est d'observation courante, dans la spécialité, que des otites suppurées, ayant résisté longtemps aux traitements les mieux dirigés, disparaissent comme par enchantement à la suite de l'ablation d'un reliquat de végétations adénoïdes.

même employer l'antique siphon de WEBER ; mais, dans aucun cas, la hauteur de la chute de l'eau ne doit dépasser 33 à 35 centimètres ; de plus, la canule doit être placée dans la narine la plus étroite [1], toujours dans une direction horizontale, jamais elle ne doit regarder vers le haut. Il est évident que ce traitement, de même que le précédent, ne doit pas être fait lorsqu'on doit sortir peu de temps après. Il faut aussi être très prudent à cause des dangers qui pourraient résulter pour l'oreille de la pénétration de l'eau dans la trompe d'Eustache lorsque la pression est assez élevée. Il nous reste enfin à mettre en garde contre toutes les poudres à priser et en particulier contre le fameux tabac de Schneeberg, mélange vraiment diabolique d'Achillea ptarmica, de débris de verre finement pulvérisé et d'autres ingrédients de même acabit. L'abus du tabac à priser, comme l'abus du tabac à fumer, peut à la longue avoir pour le pharynx, le nez et l'oreille des conséquences fâcheuses, en particulier à cause de l'irritation violente à laquelle la muqueuse est constamment soumise.

---

1. Chez l'homme, les deux moitiés du corps ne sont jamais parfaitement égales ; l'une est toujours plus développée que l'autre (emploi de la main droite, etc.). Il en est de même pour le nez dont un côté est le plus souvent plus large que l'autre, sans que ce soit nécessairement le droit ; c'est du côté le plus étroit que nous parlons ici ; dans les maladies, le côté malade est naturellement le plus étroit ; il est, en effet, fréquemment obstrué.

CHAPITRE VIII

Mesures d'hygiène pour l'oreille externe.

Nous avons indiqué les précautions à prendre pour prévenir, autant que faire se peut, les affections de l'oreille venues de l'intérieur du pharynx[1]. Nous devons indiquer maintenant les règles à suivre pour éviter les affections qui arrivent par la voie opposée, c'est-à-dire par le pavillon et le conduit, affections le plus souvent inflammatoires qui se propagent de dehors en dedans. Cette voie n'est pas moins importante que la première et mérite d'autant plus notre attention qu'ici on peut, par la prophylaxie, éviter bien des choses; car les parties atteintes nous sont beaucoup plus facilement et plus directement accessibles. Mais là également est le danger, parce que, souvent, sans en avoir conscience, nous courrons le risque de commettre de graves fautes. Je citerai donc un certain nombre d'affections, le plus souvent faciles à éviter. En y échappant, on aura beaucoup fait pour l'oreille et la santé générale.

Considérons d'abord l'oreille externe, le pavillon. Notre oreille est souvent le lieu où les éléments cosmiques se livrent bataille, exposée qu'elle est à toutes les variations de température. Elle est aussi la région où se manifestent, comme le fait remarquer le professeur Magnus, un grand nombre de passions humaines. . Le froid les gèle, le soleil les brûle, la vanité et la superstition les ornent, la colère, la vengeance les maltraitent et les frappent; elles reçoivent les baisers de l'amour : l'étourderie et l'imprudence les mettent en danger; mais, en dehors des passions, le devoir de l'exercice quotidien de la profession peut aussi leur être fatal.

Considérons d'abord les froidures. Le pavillon de l'oreille, comme le nez et le bout des doigts et des pieds, est facilement atteint par les grands froids. En effet, les régions que nous venons de nommer sont toutes très loin sur la périphérie, à une grande distance du grand foyer central du corps, de la grande pompe cardiaque[2]. Cette imbibition sanguine relativement défec-

---

1. Les maladies du pharynx et du nez sont les plus redoutables parce que leurs microorganismes pathogènes pénètrent sans obstacle dans l'oreille moyenne par la trompe d'Eustache. Ceux de l'oreille externe trouvent la route barrée par la membrane tympanique tant que celle-ci n'est pas perforée.

2. Le cœur est une pompe aspirante et foulante.

4

tueuse de l'oreille, organe le. plus exposé à l'action du froid, se manifeste par ses conséquences habituelles, c'est-à-dire par les divers degrés de congélation. Ce ne sont pas toujours le degré de la température et la durée de l'exposition au froid qui règlent le degré de la congélation, ce sont surtout les vents froids et piquants du Nord et du Nord-Est[1] qui, souvent, en un temps très court, produisent des froidures très marquées. Du reste, tous les individus ne sont pas prédisposés de la même façon au danger de la congélation, ce sont de préférence les anémiques et les chlorotiques, les néphrétiques et les diabétiques qui en sont atteints. Le vent glacial est souvent aussi un compagnon désagréable pour les goutteux, chez lesquels il peut amener l'inflammation des nodules arthritiques (tophi) des oreilles. Il est évident que les individus à oreilles grandes. minces et écartées, seront plus facilement atteints par le froid. La sensation qui se produit lors de la froidure, et que beaucoup d'entre nous ont éprouvée à un faible degré, consiste d'abord en brûlures, piqûres intenses des pointes des oreilles. Bientôt, le contact le plus léger provoque de violentes douleurs pongitives. Si l'action du froid se prolonge, le pavillon de l'oreille semble au malade comme engourdi et perd toute sensibilité; si elle dure encore plus longtemps, le pavillon prend une couleur blanc crayeux; c'est le signe du début de la gangrène. Si alors on ne s'oppose pas à l'action du froid, on voit apparaître sur la peau des vésicules, dont le volume varie depuis celui d'un petit pois jusqu'à celui d'une noisette ou d'une noix, avec un contenu clair ou légèrement sanguinolent : ce sont les phlyctènes de gelure. La gangrène de l'oreille peut suivre leur apparition. Au milieu de très violentes douleurs et de grands phénomènes inflammatoires, une partie plus ou moins grande de l'oreille se détache du tissu vivant après être devenue aussi friable que de l'amadou : c'est la gangrène par congélation, la forme la plus grave, mais fort heureusement aussi la plus rare de la froidure. Elle peut amener des mutilations considérables; par bonheur, on ne l'observe pas souvent dans nos climats. Mais, sans que cette terminaison survienne, nous avons assez fréquemment à souffrir des conséquences de légères froidures; on sait combien sont désagréables les engelures des oreilles.

Que devons-nous faire ou ne pas faire dans les cas de congé-

1. Parce que ces vents nous viennent des continents ou des mers glacées, tandis que les vents du sud ou de l'ouest ont traversé la Méditerranée ou l'Atlantique. D'ailleurs tout courant d'air tend à refroidir en accélérant l'évaporation, suivant une loi physique bien connue.

lation? Il faut d'abord, quand l'oreille a été saisie par le froid, éviter d'entrer immédiatement dans une pièce chaude. Il est surtout très nuisible de s'approcher du poêle ou de la cheminée pour se frictionner les oreilles. La paralysie vasculaire se transformerait trop vite en une réplétion exagérée des vaisseaux ; il surviendrait des phlyctènes et de l'inflammation. Il faut rester tout d'abord dans une pièce froide, se frictionner les oreilles avec un peu de neige ou d'eau froide et n'entrer que peu à peu dans des pièces chauffées. Il est aussi très utile, quand on est encore dans l'appartement froid, de tamponner l'oreille sans la frotter avec du cognac froid (sans addition de sel). Si la congélation est plus marquée, on doit avoir recours au médecin. Les petites engelures qui persistent après les froidures de degré minime et qui brûlent ou démangent si désagréablement parfois quand le temps va changer, seront traitées par des tamponnements à l'eau-de-vie pure, à laquelle on ajoutera par chaque 100 grammes un gramme d'acide salicylique, on peut encore les badigeonner avec un mélange de baume du Pérou et de teinture d'iode à parties égales. Une pommade avec : chlorure de chaux, une partie ; vaseline, dix parties, donne aussi de bons résultats. Mais le mieux est encore de prévenir. C'est pourquoi les personnes qui sont prédisposées à la congélation feront bien, en hiver, avant de s'exposer aux rigueurs de la température, de frictionner leurs oreilles avec un mélange d'eau-de-vie et de glycérine à parties égales ou de les oindre de vaseline ou de lanoline[1]. Il est important de ne pas s'exposer à l'air froid tout de suite après s'être lavé les oreilles et le visage. Le mieux est peut-être encore de combiner tous ces moyens avec une protection directe des oreilles, au moyen de couvre-oreilles si répandus ; certes, ils ne sont pas bien esthétiques, mais leur emploi est tout indiqué, surtout dans les séances de patinage, les courses en ski, en traîneau ou en voiture.

J'arrive maintenant à une coutume très répandue : celle des anneaux et des boucles d'oreille. C'est pour deux raisons qu'on porte habituellement ces ornements ; d'abord à cause des dents et des yeux[2] et surtout pour embellir l'oreille. Pour ce qui concerne l'influence des anneaux sur les yeux ou la dentition, nous pouvons dire d'une façon certaine qu'ils n'en exercent aucune; les anneaux n'agissent pas de façon sympathique sur les yeux

1. Les nageurs professionnels, s'enduisent de suif ou de vaseline pour lutter efficacement contre le froid de l'eau.

2. C'est la théorie de la dérivation et du séton, si fort en honneur dans la vieille médecine.

malades, ne les fortifient point, pas plus qu'ils n'accélèrent la
dentition. C'est là une superstition très ancienne ; plus tôt elle
disparaîtra, mieux cela vaudra. C'est, d'ailleurs, heureusement,
ce qui est en train de se produire. Quant à la question d'orne-
ment, nous pouvons affirmer qu'une jolie oreille, bien faite, est
naturellement assez belle pour n'avoir pas besoin d'autre parure ;
sa beauté agit d'elle-même. Croyez-vous qu'une oreille laide,
grande, détachée du crâne, soit vraiment embellie par des
boucles d'oreilles ? Je crois que non. Mise à part la question de
goût, nous devons, pour divers motifs, combattre cette coutume
qui est souvent très nuisible.

Il arrive assez souvent, quand les pendants sont très lourds,
comme c'était autrefois la mode, que le poids [1] de ces parures
déchire le lobule très mince et le divise en deux ou trois lam-
beaux déchiquetés comme une crête de coq, c'est un coup d'œil
peu attrayant. De plus, le percement des oreilles est parfois suivi
d'inflammations très graves, érysipèle, etc. Cela ne nous éton-
nera pas quand nous aurons vu comment on procède. Une
aiguille est enfoncée dans le lobule ; puis, avec les doigts qui,
évidemment n'ont pas été lavés auparavant, on passe un fil de
façon à produire le trou, ou bien on place le pendant tout de
suite après la perforation. Cette manière de faire est comme un
défi porté aux idées modernes sur le traitement des plaies. Plusieurs cas de mort par tétanos et empoisonnement du sang
prouvent que la chose, malgré ses apparences inoffensives, peut
avoir des suites sérieuses. Pour une pareille futilité, on met en
danger la vie d'un individu plein de jeunesse. Mais le lobule
perforé reste aussi la source de désagréments et de maladies.
Souvent, chez les enfants surtout, on voit survenir des éruptions
suintantes et prurigineuses (dartres), qui peuvent envahir toute
l'oreille et les parties voisines et même s'étendre à toute la tête ;
fréquemment, il y a du gonflement des ganglions. De plus, les
trous de la perforation sont souvent la cause d'érysipèles trauma-
tiques opiniâtres et récidivants. Nous ne devons pas non plus
oublier que l'irritation chronique du pendant d'oreilles peut
donner naissance à des tumeurs, nodules durs, dont le volume
peut varier de celui d'une cerise à celui d'une prune ou d'une
pomme ; elles peuvent subir une transformation maligne et

---

1. Beaucoup de populations sauvages, notamment les Botocudos du
Brésil, portent des pendants d'oreilles (disques de bois ou coquillages)
d'un poids énorme, qui déforment entièrement l'organe. D'ailleurs, les
pendants d'oreilles sont d'origine si ancienne que celle-ci est, pour ainsi
dire, préhistorique.

devenir cancéreuses. Enfin, on a démontré, de façon irréfutable,
que la tuberculose peut être transmise par les boucles d'oreilles.
Quand des personnes tuberculeuses touchent avec leurs mains
sales, lubréfiées avec la salive, le fil qui doit passer dans le trou
de l'oreille, il peut se produire ainsi des contagions tuberculeuses
directes. Le fait de porter des pendants d'oreilles de personnes
qui ont été malades de phtisie, a causé bien souvent la mort par
tuberculose. Il faut donc être prudent, très prudent, ou mieux,
ne pas porter de boucles d'oreilles.

Occupons-nous un instant des oreilles trop détachées du crâne
et trop grandes. Ces difformités sont pour ceux qui les portent
une source d'ennuis, car ils sont l'objet de moqueries, et on les
compare à des animaux. Les parents sont en partie coupables de
ces malformations. L'oreille du nouveau-né est très souple, très
molle, très malléable et obéit facilement à toutes les pressions
qu'on lui fait subir. Il arrive fréquemment que par suite d'une
mauvaise position et fixation de la coiffure (bonnet), les oreilles
soient directement repoussées en avant ; si ceci vient à se répéter souvent, l'oreille, quand les cartilages commencent à devenir
plus solides, reste dans la même position. Elle est plus ou
moins détachée du crâne. Il faut donc, dans la première enfance,
veiller soigneusement à ce que l'oreille soit appliquée régulièrement contre la tête. Plus tard, les bandages et appareils spéciaux
ne permettront pas d'obtenir la disparition de la difformité. Si
les oreilles sont grandes et détachées du crâne, de naissance,
les tentatives orthopédiques n'y pourront rien. Cependant,
diverses interventions opératoires nous permettent de corriger
cela. On peut repousser, redresser les oreilles difformes, sans
que l'intervention laisse, par devant, des traces apparentes.
Même, on peut avec succès ramener, par l'opération, des pavil-
lons à une grandeur moyenne, de telle façon que, comme j'ai pu
m'en convaincre après l'opération, l'oreille était absolument dans
les conditions normales.

Si nous passons au conduit auditif, nous voyons que la façon
de le nettoyer n'est pas toujours hygiénique et bien exécutée.
Tous les appareils usuels employés dans ce but : cure-oreilles de
bois, d'os, de caoutchouc durci, de métal, de tige de plume,
éponges, ont une valeur très douteuse et sont habituellement
plus nuisibles qu'utiles ; les extrémités arrondies des épingles
à cheveux sont encore l'instrument le plus inoffensif et le meilleur, relativement. Les instruments, dits de nettoyage, n'en-
lèvent pas suffisamment le cérumen et même le repoussent plus
profondément. Il se produit, surtout avec les instruments durs et

anguleux, des petites excoriations de la peau du conduit, dont souvent on n'a pas conscience et à la suite desquelles surviennent des inflammations douloureuses, des furoncles de l'oreille ; parfois ces irritations sont suivies d'érysipèles, de dartres ou d'affections analogues. Les éponges pour les oreilles, importées d'Angleterre et d'Amérique, sont loin d'être bonnes ; il arriv quelquefois qu'une partie de l'éponge se détache et demeure dans l'oreille comme corps étranger. La propreté de ces éponges est plus que douteuse : car on leur donne souvent, dans les poches, un endroit de séjour qui est loin d'être approprié ; elles se couvrent de moisissures, deviennent grasses et au lieu de nettoyer, elles souillent directement. Il ne faudrait pas trop souvent toucher à ses oreilles et se souvenir que le cérumen est un produit normal, sage précaution de la nature pour remplir un but déterminé. Le cérumen, comme l'enduit sébacé de la peau, doit donner au conduit la souplesse, le degré de lubréfaction nécessaire et en même temps le défendre contre les nuisances venues du dehors. Ceux qui nettoient leur conduit trop et trop souvent, éprouveront, outre les conséquences citées plus haut, une sensation de sécheresse, de tension, des démangeaisons et des chatouillements désagréables et opiniâtres dans le conduit. La meilleure façon de nettoyer ce canal consistera à le laver avec une seringue contenant de l'eau de savon tiède ; mais nous ferons remarquer que ce nettoyage doit être fait très rarement, une fois tous les six mois ou tous les ans, pas plus souvent. De plus, ces lavages ne doivent jamais être faits sur les personnes qui ont eu un écoulement d'oreilles et qui sont guéries ; nous verrons plus tard pour quelle raison.

Les lavages ne doivent pas être exécutés trop souvent chez les petits enfants, quoiqu'on doive cependant les pratiquer plus souvent que chez les adultes ; il faut faire attention aussi que l'eau des bains, l'eau de savon, ne séjourne pas dans leurs oreilles ; car cela pourrait amener un ramollissement et un gonflement bien inutiles de l'épiderme du tympan et du conduit. Chez les nouveau-nés, l'enduit caséeux qui recouvre toute la tête pénètre aussi quelquefois dans les oreilles ; on faut l'enlever par un léger lavage suivi d'une dessiccation soigneuse (ouate). La pénétration du lait dans les oreilles peut aussi être très nuisible pour les enfants ; la fermentation lactique se produit et peut donner naissance à des écoulements très opiniâtres. Le lait peut arriver dans les oreilles de deux façons, par l'intérieur, quand l'enfant tète, tousse et vomit, et par l'extérieur directement par le conduit ; ce dernier cas arrive le plus souvent volontairement, il est le fait des nourrices qui, surtout en France, semble-t-il, font couler le lait directement de leur sein dans l'oreille au début de la dentition pour la faciliter. Il faut, quand on prend une nourrice, être prévenu de ce préjugé nuisible.

Si, chez l'adulte, on est obligé d'avoir recours à un mode de nettoyage autre que les injections, en voici un qui est très simple : entourer d'ouate un bâtonnet et nettoyer soigneusement le conduit avec cette extrémité qui ressemble ainsi à un pinceau et ne risque pas de produire de lésions. L'ouate aura été plongée auparavant dans un mélange à parties égales de glycérine, d'éther et d'alcool. Il est plus simple et plus commode d'employer, au lieu de ce mélange, l'eau de Cologne [1] qui se trouve partout. Après cette petite opération, on jette ou plutôt on brûle le petit tampon d'ouate. Tout cela est bien plus hygiénique que de gratter le conduit avec le cure-oreille. Si un bouchon de cérumen dur s'est formé, ce qui arrive assez fréquemment chez les personnes qui vivent dans une atmosphère de poussière ou qui ont une prédisposition naturelle à une surproduction de cérumen, c'est le médecin qui doit l'enlever avec la seringue. Dans ces cas, il n'est pas rare que le patient soit atteint de dureté d'ouïe et de bourdonnements plus ou moins marqués. Quand on nettoie ses oreilles tous les jours en faisant sa toilette, il faut bien faire attention à sécher soigneusement le conduit et le pavillon ; car, dans les sillons et replis mal asséchés, il peut se produire facilement des dépôts de corps étrangers atmosphériques et quelquefois végétaux [2]. Ceci est absolument indispensable en hiver ; les gens réfractaires à ces conseils seront punis par des inflammations chroniques de la peau et du conduit, par des engelures, etc.

C'est ici le moment de mentionner une coutume très répandue et très mauvaise : l'obturation du conduit par un tampon d'ouate. Il ne faut jamais accoutumer une oreille saine au séjour habituel du coton ; même en hiver, elle n'en a nul besoin, tout au plus, quand le froid est très vif, on peut se servir d'un couvre-oreilles. Le port d'ouate, outre qu'il ne donne pas un coup d'œil esthétique, est, à un certain point de vue, nuisible pour l'oreille saine. D'abord, l'occlusion constante du conduit empêche l'évaporation normale et crée ainsi une sorte de chambre humide qui favorise, par suite de sa température et de son humidité, le déve-

1. Les essences parfumées des plantes, par exemple de cannelle, sont des antiseptiques puissants.

2. L'eau fait adhérer les objets par l'action du vide atmosphérique.

loppement d'affections de la peau du conduit, furoncles, éruptions. En second lieu, l'acuité auditive est incontestablement diminuée, à un faible degré cependant. Il y a deux seules catégories d'individus qui ont le droit et le devoir d'obturer leurs oreilles : ceux qui ont une perforation du tympan et ceux que leur profession expose à des bruits qui ébranlent trop violemment cet organe.

Les corps étrangers pénètrent très fréquemment dans le conduit. Ce sont le plus souvent les enfants qui, en jouant, s'introduisent dans l'oreille un objet quelconque. On peut y rencontrer les choses les plus extraordinaires : cailloux, grains de café, graines, pépins de pommes, d'oranges, morceaux de bois ou de papier, boutons, billes de verre, dents, etc. Tous ces corps inanimés sont par eux-mêmes inoffensifs ; il faut les laisser dans l'oreille et n'y pas toucher pour le moment, quelque tentation qu'on en ait lorsqu'on les voit faire saillie au dehors ; on se rendra tout simplement chez un spécialiste qui promptement remettra tout en bon ordre. Il faut éviter absolument de faire des manipulations sur les corps étrangers avec des épingles à cheveux ou des pinces qui, par malheur, pourraient se trouver dans la maison. Non seulement, on ne ramène pas le corps étranger, mais on le pousse au contraire plus profondément et on court le risque de produire des lésions. Cela est surtout vrai pour les corps durs et lisses (perles de verres, etc., graines, cailloux). Si l'on veut faire quelque chose, qu'on fasse tout au plus glisser dans l'oreille quelques gouttes de glycérine épaisse. Le corps étranger, je l'ai déjà dit, ne nuit, en tant que tel, d'aucune façon. Seules, les tentatives inconsidérées d'extraction, faites par des mains inexpertes, sont dangereuses et ont détruit plus d'une jeune existence. Si le corps étranger demeurait, il s'enveloperait simplement, avec le temps, d'une couche de cérumen, comme nous, spécialistes, pouvons très souvent nous en convaincre, et on pourrait l'enlever par une injection comme si c'était un bouchon causant la surdité. Ces corps étrangers restent parfois des années, dix, vingt ans, sans que celui qui les porte soupçonne même leur présence. Si, lorsqu'on a un corps étranger, on n'y touche pas et si l'on va trouver immédiatement le médecin, celui-ci l'enlèvera promptement avec la seringue, le meilleur de tous les instruments d'extraction. Donc, ne jamais faire de manipulations sur un corps étranger de l'oreille.

Chez les adultes, les corps étrangers sont relativement plus rares. Ils n'y arrivent qu'apportés par un traitement erroné ou par des préjugés. Ce sont le plus souvent des parcelles de végé-

taux : ail, oignon, céleri, raifort, que les malades introduisent
dans l'oreille pour calmer les rages de dents. Parfois, on en
introduit d'autres dans l'espoir de remédier à la surdité : cervelle
de corneille et de corbeau, statuettes religieuses, etc. Mentionnons,
à titre de curiosité, que des simulateurs, le plus souvent des
conscrits de la campagne, ont été jusqu'à placer dans leur conduit un mélange de lait et de fromage, de bière et de fromage
ou de substances analogues, dans l'espoir que cet « écoulement »
les exempterait du service militaire. D'autres encore ont employé
dans les mêmes circonstances des cantharides pulvérisées.

Les corps étrangers animés de l'oreille se comportent évidemment de tout autre façon que les corps inanimés. Ce sont le plus
souvent des insectes qui pénètrent dans l'oreille quand on couche
dans des locaux où ils existent ou qu'on s'étend à l'air libre dans
les champs ou dans les bois. L'insecte qu'on rencontre le plus
souvent ce n'est pas le perce-oreille (*forficula auricularis*), mais
d'autres insectes ou animalcules, surtout des petites punaises,
des puces, des blattes (*blatta germanica*), plus rarement des
poux parasites des animaux domestiques, des acariens. Quand
ces insectes ont pénétré dans l'oreille, ils torturent leur victime
par d'effroyables démangeaisons qui bientôt se transforment en
douleurs ; ils provoquent dans l'oreille des bruits terribles en
allant sauter sur le tympan ou en le grattant. Dès qu'on est
certain d'avoir un insecte dans l'oreille, il faut souffler lentement
dans cet organe la fumée d'un cigare, d'une cigarette ou d'une
pipe, l'insecte est ainsi étourdi et tué, ou bien encore on instil-
lera de l'huile ou de la glycérine. On peut encore, chez les
enfants atteints d'écoulement et mal tenus, rencontrer quelquefois les larves des mouches à viande ; ici, naturellement, le
médecin doit intervenir.

Nous devons aussi examiner rapidement les blessures de
l'oreille. C'est notre devoir de combattre la détestable coutume
qui fait, dans la colère, servir l'oreille aux châtiments. Il ne faut
jamais tirer, pincer ou frapper les oreilles ; la tête n'a pas été
créée dans ce but. Il est une autre région de l'individu, rem-
bourrée, qui peut être frappée sans danger dans les corrections.
Il faut être très prudent à propos des soufflets ; car, dans certains
cas, un coup, même peu violent, appliqué sur les oreilles, peut
amener la déchirure du tympan. Il suffit pour cela que la main
produise instantanément une occlusion hermétique du conduit ;
le tympan, membrane très résistante, qui ne se rompt qu'à une
pression supérieure à une atmosphère 1/2, peut se déchirer. Bien
des maîtres d'école, des parents violents, en ont fait, à leurs

dépens la triste expérience. Si l'accident est cependant arrivé, ce dont la victime se rend compte par un bruit dans l'oreille, par des bourdonnements, par une dureté d'oreille de degrés divers, qui cependant n'est pas très intense, par le passage de l'air à travers l'oreille avec un sifflement quand la victime se mouche, il faut bien se garder de rien verser dans l'oreille, ni huile, ni eau, ni liquides antiseptiques (phénol, sublimé, eau boriquée). On doit se contenter de placer un tampon d'ouate, éviter de se moucher et se rendre chez le médecin. En agissant ainsi, on échappera à bien des malheurs ; car, la déchirure récente abandonnée à elle-même, guérira en quelques jours sans laisser de traces. Dans les déchirures simples du tympan, l'audition redeviendra normale, tandis que si on verse un liquide quelconque dans l'oreille, on est à peu près certain de provoquer une suppuration du tympan et de l'oreille moyenne avec toutes ses graves conséquences.

Nous avons, à propos du soufflet, expliqué le processus mécanique qui amène la déchirure du tympan, en disant qu'une brusque et violente compression de la colonne d'air contenue dans le conduit est provoquée par la main qui frappe, et que, le conduit étant par malheur hermétiquement fermé, les fibres du tympan se rompent. Il en est tout autrement dans le baiser. Les lèvres viennent souvent, par hasard, s'appliquer sur le conduit. Quand le baiser est bien senti, il se produit une raréfaction brusque, mais forte, de l'air ; le tympan est attiré rapidement vers le dehors et il peut présenter des hémorragies et les mêmes déchirures que le soufflet produit par la compression. Donc, nous recommandons aux mères, aux bonnes et aux amoureux la plus grande prudence dans le baiser. Ce témoignage d'amour peut être dangereux pour la personne aimée. Nous avons un grand nombre d'exemples d'accidents de ce genre. Je tiendrais surtout à avertir les mères d'avoir à surveiller les nourrices et les bonnes. Je citerai à ce sujet un cas que j'ai eu l'occasion d'observer l'hiver dernier. La servante qui, on ne sait pour quels motifs, avait l'habitude d'introduire sa langue dans le conduit auditif de l'enfant et de faire des mouvements de succion avec la pointe de cet organe, provoqua une inflammation très maligne de l'oreille moyenne qui, par suite de complications infectieuses, fut très grave et très opiniâtre.

A propos des corps étrangers, nous en avons cité quelques-uns qui sont introduits dans l'oreille au cours d'une rage de dents [1]. Outre ces prétendus calmants appartenant au règne

1. Comme bien des coutumes populaires, celle-ci est tirée des traités de

végétal, il en d'autres purement chimiques qui sont placés dans
le conduit pour calmer le mal de dents. On ne saurait trop mettre
en garde contre cette manière de faire ; car on peut provoquer
ainsi non seulement une brûlure des parois du conduit, mais
encore une cautérisation du tympan lui-même. Telle est la détestable habitude de verser du chloroforme dans l'oreille ou d'y
placer un tampon imbibé de ce liquide. Le « pain-expeller » agit
de la même façon, ainsi que beaucoup de prétendus remèdes
odontalgiques qui s'emploient par l'oreille. Nous pouvons encore
ranger sous cette rubrique les fomentations faites contre le mal
de dents et le mal d'oreilles au moyen de pommes de terre, de
cataplasmes brûlants placés sur l'oreille, les vapeurs d'eau bouillante introduites dans le conduit au moyen d'un entonnoir, etc.
Ce sont des procédés qui n'ont aucune raison d'être, qui sont
très dangereux et peuvent avoir pour l'organe auditif les conséquences les plus sérieuses.

Je surprendrai peut-être plus d'un lecteur en disant que la
plus grande prudence est nécessaire pour l'oreille quand on
prend un bain [1]. Il faut ici faire la distinction entre les personnes
à oreilles saines et celles qui ont souffert ou souffrent encore des
oreilles, surtout d'une otite moyenne suppurée. Les individus
dont les oreilles sont en bon état peuvent se livrer tant qu'elles
veulent au plaisir du bain, de la natation en rivière, en mer ou
dans les lacs, sans avoir à prendre de précautions particulières.
Il en est tout autrement pour celles qui ont une perforation ou
une cicatrice du tympan, soit que l'oreille coule encore au
moment des bains, soit qu'elle soit sèche depuis même de longues
années, qu'elle soit guérie réellement ou uniquement en apparence. La pénétration de l'eau n'est pas indifférente ; elle est
même très souvent dangereuse, provoque des inflammations, non
pas par la température de l'eau, car, même avec le bain chaud,
les conséquences sont les mêmes, mais parce que les germes
morbides qui existent encore à l'état de dessiccation, trouvent
un nouvel aliment dans le gonflement de l'épiderme, dans les
résidus de la suppuration ancienne et causent une récidive de

médecine antérieurs au XIXᵉ siècle. Du reste, même dans les premières
années de celui-ci, les thérapeutes officiels recommandaient encore de
mettre dans le conduit auditif externe de l'huile d'amandes douces, du lau-
danum, des extraits de solanées vireuses et même des substances irritantes.

1. Les pêcheurs de perles ou d'éponges ont des troubles auditifs très
accentués. Les hémorragies auriculaires sont fréquentes chez eux. Beaucoup deviennent sourds. Ceci s'explique par la pression qui s'exerce au
niveau du tympan. Les professionnels essaient d'éviter ces accidents au
moyen de tampons d'ouate.

l'inflammation et de l'écoulement. Plus d'un imprudent a payé par des douleurs, de la suppuration, la perte de l'ouïe et des conséquences plus graves, le plaisir d'un seul bain. Ce serait cependant une chose monstrueuse que vouloir interdire complètement le bain aux personnes qui ont eu un écoulement, parfois même dans un passé très éloigné, sans tenir compte du fait que beaucoup ne voudraient pas céder aux représentations les plus pressantes et que l'hygiène et la propreté générales parlent en faveur du bain. Ces personnes peuvent et doivent se baigner en prenant cependant quelques petites précautions pour éviter que l'eau ne pénètre dans l'oreille. Voici en quoi consistent ces moyens très simples : placer dans l'oreille malade, avant le bain, un petit tampon d'ouate imbibé d'huile ou enduit de vaseline à l'extérieur ; on l'enlèvera après le bain. Ou bien encore on peut obturer l'oreille au moyen d'un tampon d'ouate, pas trop gros, tenant bien en place, et sec, puis on le recouvre d'une deuxième boulette de cire à modeler ; un peu plus volumineuse, ramollie par pétrissage entre les doigts, qu'on presse dans le conduit. De cette manière on obtient une occlusion très certaine, temporaire et facile à enlever. Il existe aussi une série d'appareils construits dans le même but, calottes en caoutchouc qu'on rabat sur les oreilles, obturateurs de formes diverses, en caoutchouc élastique ou durci ; mais, ici encore, le procédé le plus simple est le meilleur.

CHAPITRE IX

Influence nuisible de certaines professions.

Nous devons brièvement examiner les conséquences pour l'organe auditif des bruits violents. Les professionnels qu'il y a à considérer sont d'abord les soldats, en particulier les artilleurs (terre et marine), les chasseurs, ceux qui pratiquent beaucoup le tir, puis les employés de chemins de fer, en un mot tous les métiers dont l'exercice implique des ébranlements violents et répétés de l'organe auditif : les chaudronniers, les constructeurs de machines, les mécaniciens des usines d'électricité, etc.; les employés et employées du téléphone rentrent dans cette catégorie. Récemment, un médecin militaire a fait des recherches sur le mode d'action des décharges d'artillerie, et immédiatement après la cessation du feu, ayant examiné les organes auditifs de 96 hommes, il a trouvé qu'ils étaient normaux chez 52, alors que les 44 autres présentaient une rougeur plus ou moins marquée dans la profondeur du conduit auditif et à la périphérie de la membrane du tympan. En outre, sur plusieurs tympans il constata des extravasations de sang, des petites injections sanguines ponctiformes ou en stries ; dans un cas, il y avait une ecchymose du diamètre d'une lentille. Il ne put trouver de déchirures du tympan. Ces modifications atteignaient surtout des organes auditifs qui auparavant n'étaient pas normaux. L'acuité auditive avait aussi subi une diminution dans un certain nombre de cas ; il existait des bruits subjectifs, souffle, bruits de cloche, sifflements. Dans toutes ces conséquences, il s'agit d'abord d'une irritation excessive suivie de surmenage des parties nerveuses internes de l'oreille. Il est bien rare qu'avec le service de deux ans, les hommes quittent le régiment avec des lésions persistantes. Par contre, et ceci est important pour nous, les personnes qui pendant de longues années doivent assister à des exercices de tir, présentent fréquemment une série de troubles durables, surtout diminution de l'acuité auditive pouvant aller jusqu'à une dureté de l'ouïe très considérable, accompagnée le plus souvent de bruits d'intensité variable. On peut aussi, au point de vue objectif, constater sur le tympan des altérations, de même que l'examen au diapason démontre l'existence d'une affection de l'oreille interne et des nerfs auditifs.

Dans toutes les autres professions, où les individus sont exposés à des bruits violents prolongés, fréquemment répétés, il survient des modifications morbides plus ou moins graves de l'organe auditif, c'est ce que démontre malheureusement trop l'observation quotidienne. J'ai encore en vue ici les chaudronniers, les constructeurs de machines, les employés du téléphone, etc. Il nous est difficile d'y trouver remède et de prévenir ces affections; car la meilleure et la plus rationnelle des mesures prophylactiques serait d'éviter ces bruits. Mais cela est impossible dans la plupart des cas, parce qu'on n'abandonne pas sa profession aussi facilement. Nous devons donc nous contenter de parer, dans la mesure de nos moyens, aux conséquences funestes de l'exercice de celle-ci. En première ligne, on fera bien d'obturer les conduits pendant les exercices de tir ou le travail bruyant, aussi hermétiquement que possible, au moyen d'un tampon d'ouate ou d'une boulette de cire ou des obturateurs en caoutchouc durci, construits spécialement dans ce but et qu'on nomme *antiphones*. De plus, les artilleurs, suivant en cela une vieille coutume, garderont la bouche ouverte au moment de la décharge, de façon à compenser les oscillations de la pression de l'air. Quand les périodes bruyantes ont pris fin, on enlèvera les obturateurs pour les replacer au moment du besoin. Les ouvriers des industries bruyantes devraient constamment avoir les oreilles obstruées pendant le travail, au risque de moins bien comprendre ce qu'on leur dit; ceci s'applique naturellement aux autres professions.

Il en est autrement pour l'emploi du téléphone; car, ici, les sons nous arrivent en grande partie directement par les os. L'usage assez peu fréquent du téléphone est sans aucune importance pour l'oreille; mais, au contraire, nous voyons que les personnes qui s'en servent très souvent, c'est-à-dire tout d'abord les employés des bureaux centraux, les négociants très occupés, présentent, outre des troubles assez fréquents du système nerveux, irritabilité ou dépression, des modifications morbides des organes auditifs d'intensité différente. Ce sont des sensations subjectives intermittentes, que le malade caractérise de diverses façons, suivant les occupations: murmures, souffles, bruits de vagues, sifflements, chants, gazouillements d'oiseaux, bruits d'ébullition, de machine, etc. Si on persévère dans les mêmes occupations, le trouble devient persistant et n'abandonne pas le malade, même pendant la nuit, et arrive ainsi à troubler son repos. L'audition peut, elle aussi, subir des atteintes considérables, de telle sorte que, des individus à organes auparavant normaux, peuvent être frappés d'une dureté d'ouïe de degré variable. Dans tous ces cas, il s'agit, ainsi que le prouve l'examen, d'une irritation des éléments nerveux de l'oreille amenant d'abord une surexcitation du nerf acoustique, et, plus tard, une tension nerveuse, ou, dans les cas défavorables, une paralysie plus ou moins marquée du nerf auditif. Il est facile de comprendre que, naturellement, les organes de l'ouïe, déjà malades, seront frappés plus facilement et que les phénomènes seront plus précoces et plus marqués chez les individus nerveux que chez les individus sains. La prophylaxie n'est pas ici d'une mise en œuvre aisée. Il est tout indiqué, pour les personnes à oreilles normales, de ne pas se servir constamment d'une même oreille, mais d'alterner fréquemment. Il faudrait de plus, tous les six ou huit jours, accorder un jour de congé aux employés du téléphone pour permettre ainsi un repos complet de l'oreille et du système nerveux ; on devrait aussi leur donner une période annuelle, assez longue, de vacances. Si une oreille est en plus mauvais état que l'autre, mais encore assez bonne pour le service du téléphone, il faut, autant que possible, ne faire usage que de celle-là, pour épargner le plus longtemps que l'on pourra l'oreille saine. Nous ne devons pas oublier, en effet, que celle-ci, même sans avoir jamais été malade auparavant, peut le devenir par voie sympathique. Les personnes dont les oreilles sont réellement malades, celles en particulier qui sont atteintes d'un début de dureté nerveuse de l'ouïe, doivent employer le téléphone le moins possible ; mais ce desideratum est probablement inexécutable. Peut-être les perfectionnements apportés à la technique des communications pourront améliorer bien des choses ; si, surtout, on venait à faire disparaître les bruits accessoires constants, si désagréables, on aurait beaucoup gagné [1].

Au début de nos brèves considérations générales sur quelques-unes des plus importantes affections professionnelles de l'audition, nous avons fait allusion aux employés de chemins de fer. Nous nous en occuperons ici un peu plus longuement. Ce ne sont pas seulement les bruits criards qui sont nuisibles, mais plutôt les secousses et les oscillations du train en marche (Railway spine en tant qu'affection générale). En outre, pour les mécaniciens et les chauffeurs, viennent s'ajouter le séjour près du foyer de la locomotive avec une énorme chaleur rayonnante, l'inspiration constante de la fumée de charbon, les changements brusques de température, l'aspiration continue de poussières ; tous ces facteurs amènent des affections des voies respiratoires supérieures qui, à

---

1. C'est ce qui s'est produit en effet en grande partie, grâce aux progrès accomplis avec les nouveaux instruments.

leur tour, déterminent, par voie catarrhale, des maladies d'oreille. Chez un grand nombre d'employés de chemin de fer, on trouve donc combinées deux causes très nuisibles à l'oreille : d'un côté le bruit et l'ébranlement, de l'autre la tendance professionnelle aux affections catarrhales.

Nous avons encore à mentionner, certains métiers, qui, malgré leurs différences apparentes, provoquent dans l'organisme, comme à l'oreille, les mêmes phénomèmes morbides. Ce sont d'abord les ouvriers obligés de travailler à une profondeur plus ou moins grande au-dessous du niveau de l'eau, les plongeurs et les ouvriers des cloches à plongeurs, lesquels exécutent les constructions et les fondations des ponts, le tout sous l'eau ; ils sont dans un récipient submersible semblable à une cloche, dans lequel règne souvent une pression de trois atmosphères. Quand ils y séjournent trop longtemps et surtout quand ils s'exposent imprudemment et trop vite au changement de pression, en passant de l'air comprimé à l'air libre, ce qui est contraire aux instructions qu'ils reçoivent, parce qu'ils quittent trop rapidement la pièce préparatoire [1] dans laquelle l'équilibre s'établit, ils peuvent être atteints de phénomènes d'irritation assez marqués du côté de l'oreille (dureté, vertige, bourdonnements, syncopes, hémorragies et déchirures du tympan). Habituellement, ces phénomènes rétrocèdent assez rapidement. Si, dans ces cas, l'augmentation de pression de l'air est la cause de la maladie des oreilles, la diminution de pression provoque presque les mêmes phénomènes chez les aéronautes qui atteignent en ballon des hauteurs très considérables, plus rarement chez les alpinistes qui gravissent à une allure plus modérée des montagnes très élevées.

La grande chaleur rayonnante à laquelle sont exposés les verriers, les chauffeurs, les cuisiniers et les cuisinières, les mécaniciens, outre l'action qu'elle exerce sur l'organisme, n'est pas sans influence sur l'oreille. La stase vasculaire de la tête et surtout de la région de l'oreille amène des bourdonnements violents et quelquefois des états apoplectiformes, à la suite desquels les malades perdent rapidement l'ouïe au milieu de phénomènes de vertige, de bourdonnements et de vomissements.

Les intoxications professionnelles par le plomb et le mercure

---

1. Le séjour dans cette pièce préparatoire est d'une importance capitale. Des expériences sur les animaux ont démontré que si l'on y reste un temps suffisant, on est apte non seulement à éviter les accidents morbides, mais supporter une pression bien supérieure à celle dont on se sert habituellement dans les travaux hydrauliques.

qu'on rencontre chez les peintres (céruse), les imprimeurs, les miroitiers peuvent, outre les phénomènes généraux, provoquer de graves désordres du côté des oreilles. Les chapeliers (coupeurs de poils de lapin) sont, par suite de manipulation de solutions de sublimé, exposés à des intoxications qui peuvent se porter sur l'oreille et amener une surdité progressive.

Tous les métiers qui s'accompagnent d'un grand dégagement de vapeur et de fumée et d'une forte production de poussière (charbonniers, tailleurs de pierre, etc., un grand nombre d'ouvriers d'industries chimiques et mécaniques), exercent à un double point de vue une influence nuisible sur l'organe auditif ; d'abord, parce que les déchets mécaniques peuvent se déposer dans le conduit auditif et provoquer des irritations et des inflammations ; en second lieu, parce que l'aspiration continuelle de fines particules de poussière ou de vapeurs chimiques amène des états d'irritation chronique des voies aériennes supérieures, lesquels à leur tour sont la cause directe d'affections catarrhales de l'oreille.

Certes, la prise en considération des règles d'hygiène a amené de grandes améliorations dans ces industries ; malgré cela, il y a encore, comme pour tous les métiers, un vaste champ ouvert à l'activité de l'hygiéniste.

CHAPITRE X

Conseils généraux pour le choix d'une profession. Effets défavorables de quelques médicaments.

Il ne sera peut-être pas tout à fait hors de propos d'adjoindre ici quelques conseils sur le choix d'une profession. Je sais bien que ces avis resteront pour le moment lettre morte ; mais peut-être pourront-ils, un jour ou l'autre, être suivis, tout au moins par les personnes à l'abri des nécessités matérielles ; pourtant ce ne sont pas elles qui en ont le plus grand besoin. Tout d'abord, les individus qui sont enclins aux affections catarrhales des voies aériennes supérieures, devront s'abstenir des métiers dans lesquels sont inévitables les changements marqués de température, sans qu'il soit possible d'instituer une défense efficace contre les intempéries. Les sujets atteints déjà de maladies des oreilles doivent être les premiers à tenir compte de cette recommandation. Par exemple, le métier de marin ne vaut rien pour ceux qui ont des suppurations de l'oreille moyenne ; ces affections, même guéries, ne s'accommodent pas de cette profession et d'autres semblables [1]. Ceux qui sont issus de familles, dans lesquelles la dureté sans suppuration d'oreille est héréditaire, doivent, autant que possible, éviter de choisir une profession dans laquelle il y a des bruits plus ou moins violents ; car leur ouïe subit forcément une diminution qui ne peut être qu'accélérée et favorisée par ces professions bruyantes. Chez ces personnes les simples bruits de la grande ville ont déjà une influence nuisible. Celles surtout pour lesquelles l'intégrité du sens acoustique est une condition indispensable d'existence, chanteurs, musiciens, médecins, etc., doivent observer les plus grandes précautions, au sujet de ce que nous venons de dire, pour conserver leur audition normale.

---

1. En outre des refroidissements continuels, des vents violents et prolongés, de l'humidité de la température, le marin est exposé à un air qui renferme toujours un grand nombre de particules salines irritantes, en état de suspension, telles que brome, iode, chlore, etc.

Influence nuisible de quelques médicaments.

Nous devons enfin faire une brève mention de quelques agents médicamenteux [1] : quinine, acide salicylique, antipyrine [2], etc. Quand on les absorbe à hautes doses ou pendant longtemps, ils provoquent de violents bourdonnements d'oreilles, accompagnés de surdité plus ou moins marquée. En général, ces phénomènes rétrocèdent ; dans le cas contraire, il survient une dureté d'oreille persistante associée à des bruits désagréables ; cela est le cas pour la surdité quinique qu'on rencontre chez les individus qui, durant leur séjour aux colonies, sont souvent obligés de prendre de la quinine à haute dose [3] pour combattre la malaria. Le tabac, également, si cher à tant de personnes, peut, surtout fumé en cigarettes, amener, quand on en fait abus, des troubles irrémédiables des oreilles, comme du reste d'autres organes importants (cœur), sans parler de l'état de catarrhe chronique de la muqueuse pharyngienne avec propagation possible aux oreilles. L'alcool, comme la nicotine, peut mettre en danger et « tuer » les nerfs auditifs. Il se produit dans ce cas une lésion de tout le système

1. L'action de ces poisons médicamenteux semble très complexe. Le tabac et l'alcool paraissent agir à la fois sur les centres corticaux récepteurs et sur l'appareil auditif périphérique, c'est-à-dire sur les papilles de l'oreille interne et probablement aussi sur les vaisseaux de la région. Le sulfate de quinine et le salicylate de soude détermineraient surtout de l'anémie du labyrinthe. Le plomb léserait à la fois l'encéphale et les conducteurs sensitifs. Nous croyons devoir rapprocher de ces intoxications toute une série d'empoisonnements d'origine organique. En outre des affections du foie et des reins, viscères préposés à la purification du sang, et dont l'influence nocive sur le labyrinthe, quand ils sont lésés, est bien connue, les maladies de l'estomac et de l'intestin peuvent, surtout chez les nerveux, chez les arthritiques, chez les sujets prédisposés aux affections auriculaires par leur hérédité ou leurs antécédents pathologiques, occasionner des vertiges, des bourdonnements, une diminution de l'acuité de l'ouïe. Autrefois, on aurait surtout invoqué l'anémie, les troubles réflexes à distance, la neurasthénie, causes qui ne sont certainement pas à rejeter ; mais il nous semble qu'il est préférable d'invoquer les toxines produites par les microbes intestinaux qui pullulent dans le tube intestinal malade, toxines qu'on peut rapprocher de celles engendrées par les germes morbides pyogènes des collections purulentes. Les abcès paraissent, parfois quand ils séjournent longtemps en un point de l'économie, affecter l'oreille interne. Ici, comme bien souvent dans d'autres circonstances, pour faire de la bonne hygiène d'oreille, il faut faire de la bonne hygiène générale.

2. L'emploi de l'arsenic (liqueur de Fowler) trop prolongé est parfois très nuisible.

3. Actuellement, les préparations de quinine plus actives que le sulfate (chlorhydrate, bromhydrate), les injections sous-cutanées, et surtout les succédanés de la quinine dérivant de l'aniline, parent en partie à ce danger.

nerveux avec paralysie progressive, assez rare, du nerf auditif, suivie de surdité incurable[1]. Quelques ingrédients de toilette, dont on se sert pour la teinture des cheveux, peuvent avoir sur l'oreille un effet désastreux; il peut survenir une paralysie complète du nerf auditif, avec surdité persistante. Ceci s'applique surtout aux teintures contenant du nitrate d'argent (pierre infernale) ou du plomb. D'autres teintures à base de sels métalliques sont aussi très dangereuses, en particulier celles qui donnent aux cheveux une couleur blond doré ou blond vénitien[2].

1. Il s'agit évidemment de la paralysie générale d'origine alcoolique ou sclérose diffuse qui peut intéresser, en même temps que l'encéphale, les différents nerfs qui en émanent. Remarquons, à ce point de vue, que les nerfs destinés à l'œil sont beaucoup plus souvent frappés que ceux destinés à l'oreille, et surtout au nez ou à la langue. Au contraire, le nerf trijumeau et le nerf facial sont souvent intéressés.

2. Dans ce cas, il s'agit de saturnisme qui, comme l'hydrargyrisme, est sujet à produire des polynévrites.

CHAPITRE XI

Règles importantes sur la conduite à tenir dans les affections de l'oreille.

Dans les chapitres précédents, nous avons indiqué çà et là, d'une façon rapide, ce dont il faut se garder quand l'oreille est malade ; mais nous sommes loin d'avoir épuisé le sujet. Nous avons donné plutôt des règles prophylactiques. Nous allons maintenant nous occuper de ce qu'il convient de faire ou d'éviter quand il existe une affection de l'oreille.

A propos des maladies de l'oreille externe et du conduit, je dirai qu'on doit, dans la mesure du possible, résister à l'envie de se gratter, aux chatouillements qui accompagnent un grand nombre de ces affections. L'expérience nous apprend qu'en cédant à cette tentation, on ne fait qu'aggraver le mal[1]. De plus, on évitera l'emploi de cataplasmes très chauds faits avec la graine de lin, la fécule de pomme de terre bouillante, etc., ou bien avec du riz cuit dans le lait, des raisins[2] secs ramollis. On fera très bien de laisser de côté tous ces remèdes de bonne femme qui très souvent font plus de mal que de bien[3]. De même l'eau employée en injections fréquentes présente de graves inconvénients ; elle ramollit beaucoup l'épiderme et favorise ainsi le processus d'inflammation et sa propagation. Si je dis cela, c'est que nous savons que presque toutes les personnes qui ont quelque chose du côté des oreilles n'ont rien de plus pressé que de faire des injections avec l'infusion de camomille ou d'autres semblables. Je déconseille aussi l'instillation d'huiles, parce que la décomposition facile des graisses et des huiles animales et végétales provoque des phénomènes d'irritation et

1. Les grattages, lésant l'épiderme, inoculent les microbes à l'organisme.
2. Ces différentes recettes remontent à la médecine grecque. On les retrouve dans Hippocrate, Gallien, Aetius. Pline l'Ancien en fait aussi mention. On sait que ces auteurs utilisaient également les cataplasmes de figues sèches, de jujube, de dattes ramollies dans l'eau chaude.
3. Les applications chaudes offrent un certain nombre d'inconvénients, tels que de perturber la circulation locale, d'entretenir l'humidité de la région et de contenir trop souvent des germes pathogènes que n'a pas détruits une chaleur insuffisante ou qui se sont introduits pendant leur application. Mais il est certain qu'ils calment la douleur. Aussi beaucoup d'ologistes continuent à prescrire les applications chaudes, surtout chez les enfants, mais en tâchant de réaliser l'asepsie.

permet la prolifération de moisissures qui amènent à leur tour
des inflammations très rebelles du conduit auditif.

On ordonne souvent des instillations dans les maladies de
l'oreille moyenne, c'est-à-dire les otites véritables. Mais il faut
bien remarquer que jamais une goutte de liquide froid, surtout
de l'eau, ne doit pénétrer dans une oreille malade, parce que la
douleur et l'inflammation pourraient, par l'inobservation de cette
règle, atteindre leur paroxysme[1]. Tout liquide destiné à une
oreille malade doit être préalablement réchauffé. Il faudrait,
tout au plus, faire exception pour les solutions alcooliques antiseptiques ordonnées dans certains cas par les médecins et pour
lesquelles on peut se passer d'observer cette précaution. Même
quand l'oreille est saine, l'eau froide agit de façon très doulou-
reuse, presque redoutable ; car l'injection de ce liquide à basse
température provoque le plus souvent un grand vertige et même
une syncope.

Si le médecin a ordonné des instillations, on placera le flacon
renfermant le médicament dans un vase d'eau tiède à environ 35
à 37° centigrades, et l'on ne s'en servira que lorsque le verre sera à
une température convenable. Il faudra, en principe, éviter, comme
on le fait quelquefois pour gagner du temps, de réchauffer le
remède rapidement au-dessus d'une lampe à alcool, ou au-dessus
d'une bougie, en le plaçant dans une cuiller à café. On produit
ainsi un réchauffement irrégulier qu'on ne peut contrôler, de sorte
que le liquide versé dans l'oreille peut être brûlant et amener
de graves désordres des parties profondes. Quand le liquide est
uniformément chaud, on dit au malade de placer la tête bien
horizontalement sur le côté, en l'appuyant sur une table, un canapé,
un lit, l'oreille malade tournée en haut. Puis, on fait couler
lentement goutte à goutte dans le conduit le remède directement
du flacon réchauffé, en tirant légèrement l'extrémité supérieure du
pavillon. On s'arrête lorsque l'air, s'étant peu à peu échappé, le
conduit est entièrement plein de liquide ; il ne faut donc pas
s'en tenir à quelques gouttes. Le malade doit garder la même
position pendant cinq minutes au moins. Quand le remède a agi
pendant cinq ou dix minutes, les douleurs diminuent parfois
beaucoup ; le patient redresse alors la tête ; on aspire le liquide
avec du coton à pansements propre et on obture l'oreille avec un
tampon d'ouate sèche. Ce traitement doit, suivant le degré de
l'inflammation, être répété trois, cinq ou huit fois par vingt-

---

1. La chaleur exagérée et le froid perturbent profondément le cours du
sang. C'est même grâce à cette particularité que l'on peut, par exemple,
arrêter des hémorragies.

quatre heures. Mais, si le malade vient à bien dormir, il faut se garder de l'éveiller; car, si la douleur était forte, il ne se rendormirait pas. Si le médecin ne vient pas immédiatement ou qu'on ne puisse l'avoir de sitôt à sa disposition, on ne versera pas d'huile chaude dans l'oreille, mais on fera des instillations de glycérine phéniquée à 2 $^1/_2$, à 5 % ou de glycérine au thymol (thymol 0.10, glycérine 50 gr.), de la manière indiquée plus haut, jusqu'à l'arrivée du médecin qui prendra ensuite les mesures nécessaires.

Si, au bout de quelque temps, il s'est produit une rupture du tympan, ce qui se manifeste par l'écoulement d'un liquide aqueux et sanguinolent ou purulent, souvent en grande quantité, on ne fera plus d'instillations; on placera simplement dans le conduit de l'ouate à pansements propre, ou bien on introduira avec précaution une longue mèche de gaze dans l'oreille, de façon à aspirer le liquide sécrété. Faisons remarquer, d'une manière générale, qu'il faut faire coucher immédiatement tout malade qui présente une assez forte élévation de température, c'est-à-dire au-dessus de 38°. Il faut interdire toute émotion et tout effort physique; supprimer les boissons spiritueuses et le tabac. Si les selles sont paresseuses ou qu'il y ait constipation, il faut agir en donnant un lavement. On avertira le malade de ne pas pousser trop fortement en allant à la garde-robe; car cela augmente la congestion sanguine et, par suite, les douleurs dans l'oreille. Si les souffrances et la fièvre persistent malgré les instillations, c'est un signe qu'il s'est formé du pus derrière la membrane du tympan; l'évacuation doit se faire absolument; le plus tôt est toujours le mieux. A cette période, la disparition de ces phénomènes n'est plus possible. Si donc, le médecin, agissant comme il le doit, propose *l'incision du tympan gonflé, il ne faut pas s'opposer à cette intervention, la seule pleinement justifiée, dans la croyance stupide que la perforation du tympan équivaut à la perte de l'ouïe.* Bien au contraire, plus tôt et mieux on évacuera le pus de cette cavité, plus sûrement et plus tôt la fièvre et les douleurs diminueront, plus tôt l'oreille malade sera complètement guérie. L'incision du tympan est très souvent une intervention qui sauve la vie, au même titre que l'opération de la hernie, ou la trachéotomie, ou l'injection de sérum dans la diphtérie. De plus, cette opération est si minime, s'exécute si rapidement, que c'est vouloir torturer plus longtemps le malade que de la retarder.

En outre, on ne peut pas se fier sûrement à la perforation naturelle, qui souvent se produit très tard ou à un endroit défavorable, ou même quand le tympan est épaissi, ne se produit plus du tout, de sorte que le malade meurt à la suite de l'issue du pus qui se fait en dedans au lieu de se faire en dehors. Donc, quand il y aura urgence, il ne faut pas que la crainte nous fasse nous opposer à l'incision vraiment salutaire du tympan. J'ai déjà dit que, dans le cas d'inflammation de l'oreille, aussi bien au début que dans les premiers temps qui suivent la perforation, il faut autant que possible, éviter de se moucher, ou, en cas de nécessité, le faire très doucement et par une seule narine. De même, il ne faut pas non plus, pendant ce temps, insuffler volontairement de l'air dans le but d'améliorer l'audition diminuée. L'ouïe reviendra d'elle-même au fur et à mesure que l'inflammation purulente rétrocédera, si on la traite comme il faut.

Si, au cours d'une suppuration d'oreille, le médecin a ordonné des injections, traitement trop fréquemment employé et plus souvent qu'il ne le faudrait, on considérera qu'on a affaire à une cavité suppurante, exigeant la propreté la plus absolue, si l'on veut obtenir une guérison rapide. Il est de toute évidence que le liquide employé pour le nettoyage de l'oreille devra être bien tiède ; jamais il ne doit pénétrer d'eau froide dans l'oreille. Le liquide aura une température d'environ 31° à 37°. On prendra simplement de l'eau ayant bouilli [1] dans un récipient absolument propre et ne servant qu'à cet usage, et on la laissera descendre lentement au degré de température voulu. Il est bon d'ajouter à l'eau, avant qu'elle soit en ébullition, un peu de sel marin [2], environ une demi-cuillerée à café par demi-litre. L'acide borique est aussi très utile ; car il communique à l'eau des propriétés antiseptiques, qui, tout en étant minimes, sont cependant utiles. Avant que l'eau commence à bouillir, on y ajoutera une à deux cuillerées à café d'acide borique cristallisé pur qu'on trouve dans les pharmacies et dans les drogueries. On remue bien le mélange et on laisse reposer après l'ébullition. Le liquide, une fois décanté lentement et refroidi à 31° et 37°, pourra être employé. Qu'on s'abstienne absolument d'injecter de l'infusion de camomille dont on se sert si souvent dans les familles, même pour l'oreille, parce qu'elle n'a aucun avantage ; si l'ébullition ne s'est pas produite convenablement, l'infusion peut apporter dans l'oreille des germes nuisibles [3]. Il faut naturellement traiter avec la même défiance les infusions de fleur de sainfoin et autres semblables.

---

1. La température dépassant un peu cent degrés tue tout microbe pathogène.

2. Les solutions salines entrent en ébullition à un degré plus élevé que l'eau simple.

3. Ces décoctions sont utiles aux microbes par les substances organiques qu'elles contiennent, et qui en font un véritable bouillon de culture.

Si le médecin prescrit d'autres solutions antiseptiques, on devra suivre exactement son ordonnance.

Après avoir parlé de ce que nous avons à injecter, il nous reste à nous occuper de la façon de faire l'injection. Il faut ici apporter les plus grands soins et la plus grande prudence pour éviter de causer des accidents. On ne doit jamais se servir de petites seringues de verre, parce qu'on s'expose à blesser très facilement le conduit et qu'ensuite elles sont très fragiles. On emploiera des seringues à poire en caoutchouc qu'on trouve chez tous les bandagistes et marchands de caoutchouc. Elles auront un embout mou, fait de même matière et posséderont une contenance d'environ 50 centimètres cubes. Il ne faudra donc pas se servir des toutes petites poires ou des grosses poires à embout d'os, de verre ou de caoutchouc durci. Pour remplir la cavité : la comprimer de façon à chasser, autant que possible, tout l'air qu'elle contient, plonger la pointe dans le liquide et supprimer la compression ; le liquide est ainsi aspiré dans la poire vide d'air et la remplit. On placera ensuite un récipient sous l'oreille malade, de préférence un bassin en forme de rein, en carton comprimé, qu'on trouve à bon marché chez tous les marchands de bandages et qui sert à recueillir l'eau de lavage et à l'empêcher de couler dans le cou. Quand on aura fait tous ces préparatifs, on tirera légèrement l'oreille en haut et en dehors, en la prenant par sa partie supérieure ; on place l'embout mou de la poire dans le conduit contre la paroi postérieure, sans pénétrer de plus d'un centimètre. On exerce alors une pression lente et régulière sur la poire, de façon à lancer le contenu dans l'oreille. Le liquide, mêlé au pus, ressortira pour tomber dans le bassin. On répète cette manœuvre deux à trois fois de suite, de façon à entraîner complètement tout le pus. J'ai employé avec intention le mot « lavage » et non le mot « injection », parce que la pression avec laquelle on agit sur l'oreille doit toujours être très faible, de manière à éviter toutes conséquences fâcheuses telles que vertiges et syncope. Les malades ne devront jamais se servir d'autres seringues que des poires dont j'ai parlé ; car leur usage exclut toute pression forte et nuisible. Après le lavage, on séchera l'oreille avec de l'ouate propre et, suivant le conseil du médecin, on l'obturera avec un tampon d'ouate sèche ou avec une mèche de gaze. Le lavage se fera plusieurs fois par jour, trois ou cinq fois, selon la quantité de pus sécrété, qui peut être très considérable dans les otites moyennes suppurées.

Puisque nous sommes sur le terrain des suppurations de l'oreille, laissez-moi attirer votre attention sur une mesure de précaution très importante et souvent négligée malheureusement dans les classes pauvres. Toutes les suppurations de l'oreille, sans exception, sont extrêmement infectieuses, virulentes, comme disent les bactériologistes, contagieuses, comme disent les profanes, et peuvent provoquer l'empoisonnement du sang, l'érysipèle et d'autres inflammations analogues chez les individus qui sont en contact avec les malades, et ces infections ne se produisent pas seulement aux oreilles, mais aussi en d'autres régions du corps.

Par conséquent, quand vous aurez à soigner dans votre maison quelqu'un dont les oreilles suppurent, lavez-vous soigneusement les mains avant et après le traitement. Ce sont surtout les petits enfants, les nourrissons, qui ont besoin d'une grande surveillance sous ce rapport. Mais les enfants plus âgés et même les adultes, ignorant les dangers auxquels ils s'exposent, sont parfois d'une malpropreté repoussante. Le pus concrété dans le conduit, non enlevé, provoque une sensation étrange de chatouillement, souvent très désagréable ; les enfants mettent alors leurs petits doigts dans les oreilles, se grattent et les essuient ensuite sur leur visage [1] ou les mettent quelquefois dans la bouche. Les conséquences forcées et naturelles sont des éruptions, des dartres humides siégeant aux oreilles, à la face, un érysipèle plus ou moins étendu, quand il y a derrière l'oreille des petites excoriations dues aux fissures provoquées par les dartres suintantes. Le pus de l'oreille transporté dans la bouche par les doigts souillés peut exercer une action très nuisible ; car, mélangé à la salive, il est avalé et donne naissance à des catarrhes gastro-intestinaux très intenses. Parfois, un catarrhe intestinal, d'origine inexplicable, rebelle et récidivant malgré un régime très soigneux, n'a pas d'autre cause. Donc, chez les petits enfants atteints de suppuration des oreilles, il faudra surveiller avec le plus grand soin ces affections qui, le cas échéant, peuvent mettre la vie en danger. Quelquefois, si désagréable que cela soit pour l'enfant, on ne peut pas faire autrement que d'entourer les mains de linges et de les attacher.

Dans les suppurations abondantes de l'oreille, le médecin ne peut pas toujours faire lui-même les lavages et placer les mèches de

1. Pendant longtemps on a cru que l'eczéma, l'impétigo, étaient dus à un vice interne du sang ou parfois à une irritation locale interne. On sait actuellement que la plupart de ces dermatoses relèvent de l'infection par les germes pyogènes et qu'elles peuvent dériver d'un simple attouchement malpropre, s'il existe une éraillure de la peau, l'intégrité de celle-ci étant la grande barrière contre les microorganismes.

gaze aussi souvent qu'il serait nécessaire. Dans beaucoup de cas, par conséquent, ces soins seront laissés aux malades ; les patients tant soit peu intelligents apprennent très vite la façon de se traiter. L'introduction de la gaze, qui a pour but d'aspirer le pus et de le rendre inoffensif, peut se faire après nettoyage à sec (essuyer l'oreille avec un tampon d'ouate roulé autour d'un petit morceau de bois, ou au moyen d'un cure-oreille ordinaire), ou après un lavage. La gaze coupée en bandes, de la longueur du doigt avec un demi doigt de largeur, est introduite avec précaution, lentement, sans violence, dans l'oreille qu'on tire un peu en haut et en dehors. On la fera entrer, de préférence, avec une pince ; ou, si l'on n'en a pas, on la poussera dans le conduit au moyen d'un morceau de bois arrondi, de la grosseur d'un tuyau de plume. On ne doit jamais la mettre en boule pour l'enfoncer dans le conduit. Il faut changer les bandes de gaze aussi souvent que le médecin le juge nécessaire. D'après ce que nous avons dit plus haut, il est de toute évidence que ce n'est qu'avec des mains bien propres qu'il faut toucher la gaze. Ce que nous venons de dire n'a sa raison d'être que si le médecin ne peut, par manque de temps, placer lui-même les bandes. Il est toujours préférable, quand on le peut, de le laisser se charger de ce soin.

Les insufflations de poudre dans l'oreille doivent toujours être faites par le médecin et non par les patients ; car ces derniers et leurs proches, croyant n'en jamais faire assez, insufflent beaucoup trop de poudre dans le conduit, ce qui peut amener un épaississement, un état pâteux du pus, qui dans certains cas peuvent être dangereux. Bien que la suppuration semble ne plus exister, les malades sont atteints de nouveau de douleurs, de fièvre, etc., justement parce que le pus est stagnant derrière la croûte. Si, pour une raison quelconque, le médecin a laissé aux malades le soin de faire lui-même les insufflations de poudre, il faut d'abord n'insuffler qu'une quantité minime qui ne formera qu'une légère couche dans l'oreille, et en second lieu, suspendre les insufflations dès que l'ouate ou la gaze restent sèches. Quand le pus est tari, les malades doivent veiller avec soin à ce que l'eau ne pénètre pas dans leur oreille. Nous avons déjà parlé de cela à propos des bains. Ces précautions doivent être observées surtout par ceux dont la perforation du tympan n'est pas fermée par une cicatrice. Ces individus, comme nous l'avons déjà dit, doivent tenir leur oreille close au moyen d'une boulette d'ouate ou d'une petite mèche de gaze qui est moins visible. En effet, les influences atmosphériques, le vent un peu violent, sont capables d'amener une irritation nouvelle et peut-être ainsi le retour de la suppuration.

Les personnes atteintes de catarrhes chroniques non purulents, doivent éviter tout ce qui pourrait amener l'aggravation de leur affection. Elles seront donc très prudentes et très précautionnées, quand elles ont des catarrhes naso-pharyngiens. Si ces derniers sont aigus, il faut observer les règles déjà indiquées : dans les cas chroniques, c'est au médecin spécialiste qu'il faut confier la surveillance et le traitement. De plus, ces malades doivent éviter, autant qu'ils le pourront, les changements brusques de température et de temps, ne jamais laisser sur eux leurs habits mouillés, n'avoir jamais les pieds froids ou humides. Il est évident aussi qu'il faut veiller à l'état physique général [1], modifier l'état du sang et la nutrition, soigner les affections du système nerveux, des organes de la sécrétion et des organes sexuels [2], tout en surveillant constamment l'état de l'oreille. Les relations des maladies générales avec les affections de l'oreille, leurs rapports réciproques ne sont pas l'objet de toute l'attention qu'ils méritent. En faisant disparaître ou en améliorant une affection générale, on obtient souvent un accroissement de la faculté auditive. Naturellement aussi, il sera nécessaire de faire de temps en temps un examen et un traitement local. Les personnes atteintes de ces affections chroniques, non purulentes, de l'oreille, ont souvent constaté qu'elles entendent moins bien à certaines saisons, par exemple, en automne et en hiver, tandis qu'aux saisons chaudes et sèches, leur audition est de beaucoup meilleure, sans que l'oreille soit traitée. Il arrive fréquemment aussi que des localités humides, pleines de brouillards, exercent une influence nuisible sur quelques-uns de ces malades. C'est pourquoi souvent les environs des lacs, parfois le séjour au bord de la mer, sont contre-indiqués pour ces sujets. Les femmes remarquent qu'après des grossesses et des accouchements, leur audition est plus mauvaise ; qu'au moment de leurs règles, leur faculté auditive est bien diminuée et que les bruits sont très marqués. Chez beaucoup d'individus dont les oreilles sont malades, l'aggravation de l'état de l'audition et des bruits se montre après des travaux intellectuels pénibles, faits surtout pen-

---

1. Ceci est capital ; car l'organisme vigoureux se débarrasse bien vite des microbes envahisseurs par les globules blancs (phagocytose) destructeurs de microorganismes, et les substances antiseptiques qu'il sait fabriquer.

2. Les organes sexuels ont des rapports sympathiques incontestables avec le nez et la gorge, et par suite indirectement avec l'oreille. Il y a aussi une action réflexe directe sur l'ouïe.

dant la nuit, après des nuits d'insomnie ou des excès quelconques. Les travaux physiques exagérés peuvent exercer aussi une influence nuisible. Nous avons déjà dit que presque toujours tous ces malades entendaient plus mal au cours d'un rhume de cerveau.

Nous avons donc examiné une série de circonstances accessoires agissant sur les affections de l'oreille et demandant une grande attention pour tous les malades. Si le patient les évite dans la mesure de ses moyens, non seulement l'aggravation momentanée lui est épargnée, mais encore il peut voir survenir une amélioration toujours possible ou tout au moins constater que son affection reste toujours au même point, tandis que d'autres, qui sont atteints d'aggravations répétées, de courte durée cependant, voient leur fonction auditive baisser toujours peu à peu, d'une façon lente et insensible. Certes, tous les malades ne sont pas dans une situation matérielle qui leur permette de réaliser toutes les conditions nécessaires, comme, par exemple, un de mes malades qui, à certaines saisons, se rend régulièrement en Égypte, tandis qu'à d'autres époques, il va habiter les régions montagneuses de l'Europe qui lui sont le plus favorables ; mais avec une attentive surveillance personnelle, on pourra prévenir et améliorer bien des choses [1].

Beaucoup de personnes presque complètement privées de leur audition, par des affections prolongées, sont, par suite de cette malheureuse situation, d'un caractère très difficile, très capricieux, irritables et surtout très susceptibles. On fera donc bien d'éviter, dans la mesure du possible, de rire ou de faire des gestes ou des jeux de physionomie en conversant avec un tiers, alors que le malade ignore le sujet de la conversation. Les gestes, les rires peuvent être mal interprétés par les malades, qui croient toujours que les entretiens de ce genre se rapportent à eux ; ils en sont froissés, sans aucun motif, du reste. Si l'on cause avec un sourd, il ne faut jamais crier, surtout dans l'oreille ; mais on devra parler d'une façon uniformément élevée et distincte, près de l'oreille, ou bien, on mettra sa bouche bien en vue. Ces malades apprennent, en effet, au cours des années, à lire souvent très bien les sons sur les lèvres. Ils lisent avec leurs yeux bien plus qu'ils n'en-

1. Comme l'avait fait remarquer Hippocrate, la nature a une tendance à la guérison. Chez les vertébrés inférieurs, cette tendance à la réparation est telle que certaines parties du corps (queues, pattes) sont refaites entièrement, quand l'animal les a perdues. Chez les mammifères, s'il n'y a pas suppuration, les lésions se réparent très bien sans l'aide de cicatrices fibreuses.

tendent. Le fait de crier dans l'oreille est déjà très désagréable subjectivement pour le malade. En outre, le contact n'est pas toujours au goût de tout le monde. Les cris sont aussi souvent douloureux pour le sourd et peuvent être une très grande faute dans le cas, par exemple, où le malade emploie un cornet acoustique. Ainsi que je l'ai vu maintes fois, l'action directe et violente des cris peut, en une fois, faire perdre complètement le reste d'audition qui subsistait encore.

Nous voici arrivés aux appareils destinés à améliorer l'audition, appelés le plus souvent cornets acoustiques. Les malades sont fréquemment possédés du désir bien naturel de se procurer, le plus tôt possible, un appareil de ce genre ; mais ils ne devraient jamais le faire dans le cas où la dureté d'ouïe n'est pas encore trop marquée ; mieux vaudrait toujours prendre l'avis de leur médecin.

Il existe une quantité considérable de modèles de ces instruments ; ce qui nous laisse supposer que leur effet n'est pas toujours satisfaisant de tout point ; il en est ainsi en réalité. Actuellement, il n'existe aucun cornet acoustique qui réponde au besoin qu'ont les sourds d'entendre distinctement ce qui est dit. Jusqu'à présent, nous n'avons pas pour l'oreille l'équivalent de ce que sont les lunettes pour les yeux. Il y a deux sortes d'appareils acoustiques : les tubes acoustiques qui ont pour but de recueillir les ondes sonores et de les amener à l'oreille à travers le conduit auditif ; ils agissent donc par conduction aérienne. Il y a ensuite les audiphones ou dentaphones, basés sur le principe de la propagation par les os. Les premiers, qui ont toutes les formes imaginables (trompette, coupe, cloche, tube), sont construits en métal ou en bois, en caoutchouc durci ; récemment, on en a fait en celluloïde et autres substances.

Il faut, en règle générale, déconseiller l'emploi d'appareils en métal ; car ils possèdent une résonance extraordinaire et provoquent des bourdonnements internes. Cette grande résonance nuit beaucoup à l'audition, surtout quand on parle à très haute voix et les bourdonnements ne font que rendre plus nerveux les malades déjà si irritables. On a reconnu que les instruments en caoutchouc durci, avec ou sans tube, sont les meilleurs. Les cornets plus grands, que l'on peut dissimuler dans la poche intérieure du vêtement, de telle sorte qu'on voit seulement l'extrémité du tube avec l'embout auriculaire placé dans l'oreille, sont très commodes, surtout quand le malade veut suivre une conversation, aller au théâtre, etc. Les appareils en forme de canne ou d'éventail sont parfois d'un usage commode. Les appareils tout petits et élégants, connus sous le nom d'Abrahams, qui, paraît-il, fonctionneraient sans qu'on les voit, n'ont qu'une valeur bien minime et le plus souvent n'en ont aucune. Dans les audiphones et dentaphones, une plaque d'ébonite, convexe, est appuyée contre les incisives, ou bien une plaque délicate, vibrant facilement, enfermée dans une petite boîte, est mise aussi au contact des dents au moment utile ; la transmission se fait par propagation osseuse. Tous ces instruments rendent des services dans certaines formes de dureté d'ouïe ; mais, pas plus que les cornets acoustiques, ils ne peuvent être utiles à tous les sourds. Il faut donc être très prudent dans le choix d'un appareil destiné à rendre l'audition meilleure.

Nous avons encore à nous occuper d'un appareil qui n'a rien de commun avec ceux dont nous avons parlé : c'est le tympan artificiel. Nous avons dans cet appareil un moyen qui, dans certains cas, permet d'obtenir une amélioration extraordinaire de l'audition ; mais, comme nous le disons, dans certains cas, pas dans tous. Le tympan artificiel ne s'emploie que si le tympan est perforé ou détruit par la suppuration, et là encore, il ne peut s'appliquer à tous les cas ; il est presque toujours inutile quand le tympan est intact. Mais, dans chaque cas particulier, le médecin doit, auparavant, s'assurer que l'audition est réellement améliorée par l'appareil. Nous ne devons pas perdre de vue que l'emploi de ces tympans ou appareils analogues ne supprime pas la suppuration de l'oreille ; le danger existe toujours, bien que souvent l'audition soit très considérablement améliorée. Il faut de plus se souvenir que ces tympans ne peuvent pas être portés d'une façon constante ; il faut les enlever la nuit pour les replacer le lendemain matin après les avoir soigneusement lavés à l'eau fraîche ; leur séjour prolongé produirait un dangereux état d'irritation de l'oreille. Je ne citerai ici que les appareils les plus simples que le patient peut appliquer lui-même. Nous avons d'abord le tympan artificiel de Lucœ, composé d'une petite rondelle de caoutchouc et d'un petit tube de même matière fixé au centre de la rondelle ; on l'introduit lentement dans le conduit au moyen d'une sonde, d'une baguette de bois ou de baleine, ou d'une pince, et on le fait mouvoir et tourner jusqu'à ce qu'il soit bien placé, ce que le malade reconnaît immédiatement à l'amélioration de l'audition. Il faut une certaine pratique pour bien introduire et placer l'appareil. Quelquefois les malades, malgré l'amélioration de l'ouïe, ne peuvent garder le tympan, car les bruits sont trop forts. Il est plus simple encore de placer sur les bords de la perforation une petite couche d'ouate à pansement très propre. Quand ce petit tampon a été convenablement placé à sec, si les malades entendent mieux, on peut le laisser assez longtemps sans l'enlever ; mais, s'il vient à s'imbiber de pus, il va sans dire qu'on doit le retirer pour le remplacer par un nouveau. Quelquefois, l'amélioration ne se produit que quand le tampon est humide ; il est alors tout indiqué, avant l'introduction qui doit se faire au moyen des pinces, d'humecter légèrement l'ouate avec la glycérine pure. Il peut arriver, aussi bien quand on emploie le tympan de caoutchouc et ses variétés, que l'ouate elle-même, qu'on voit apparaître de la suppuration, de l'irritation, de la douleur ; il faut alors suspendre pendant quelque temps l'emploi de ces appareils. Si, malgré le repos de l'oreille, ces phénomènes se renouvellent, on doit renoncer alors aux tympans artificiels. Le mieux est, dans la plupart des cas, de laisser la perforation du tympan se cicatriser si ses dimensions rendent cette terminaison possible ; l'oreille est ainsi protégée de la façon la plus efficace et il peut y avoir quelquefois, mais pas toujours, une amélioration de l'ouïe.

Je ne puis évidemment décrire ici tous les tympans artificiels ; mais, je profiterai de l'occasion pour dire quelques mots de certains appareils lancés à grand renfort de réclame charlatanesque avec des apparences scientifiques et qui sont, à vrai dire, des escroqueries. Ces appareils ont un caractère commun ; ils sont recommandés pour chaque variété et chaque degré de surdité, pour toutes les maladies d'oreille, anciennes ou récentes, et, à en croire les prospectus, ils auraient donné toujours et partout les succès les plus éclatants. Toute personne douée d'un peu de bon sens, sera choquée de cette action universelle ; l'expérience a confirmé pour ces appareils la vérité du vieil adage : *Mundus vult decipiatur*. Nous citerons d'abord les « tambours », importés d'Amérique, qui récemment, sous le couvert des progrès du siècle, ont été lancés dans le commerce sous le nom de « lunettes électriques pour les oreilles ». Ce sont tout simplement deux rondelles dont le diamètre correspond à celui du conduit ; elles sont réunies par une agrafe métallique ; suivant le prix qu'y veut mettre le malade, on les livre montées, soit sur or, soit sur argent, et chargées d'une électricité constante. Ces appareils, introduits dans le conduit et absolument invisibles, seraient aux oreilles ce que les lunettes sont aux yeux.

Je n'ai vu chez les acquéreurs qu'un seul effet : au bout de quelques jours, mécontents et même irrités, ils jetaient par la fenêtre l'appareil devenu inutile, dont le prix, relativement très élevé, est d'environ 62 francs 50 (50 marks).

« Audiphone », tel est le nom d'un instrument récemment

préconisé. Cet appareil serait basé sur la méthode « aurivol-taïque » ! Suivant que la maladie est uni ou bilatérale, on emploie une ou deux plaques de métal, semi-lunaires, peintes couleur chair, et par suite, invisibles, qui sont placées derrière l'oreille. Ici aussi, l'électricité constante, « l'influence électro-magné-tique » ranimerait l'énergie éteinte du nerf auditif frappé de mort et aurait la même action merveilleuse sur les diverses affections de l'oreille. Cette bonne farce coûte 63 fr. 50, sans compter une série de médicaments qui sont envoyés, sur consultation écrite, pour combattre les maladies naso-pharyngiennes accom-pagnant l'affection de l'oreille. *Sapienti sat !* Cet appareil rentre dans la catégorie des fameuses croix de Volta, vendues avec ou sans étui en forme de montre. Nous devons de même vous mettre en garde contre les appareils à fomentations qui auraient pour but d'envoyer de l'air chaud dans l'oreille.

Les huiles pour les sourds et pour les oreilles, autour des-quelles on fait tant de réclame, sont bien loin de posséder toutes les qualités qu'on leur a attribuées pour la guérison de toutes les maladies de l'oreille. La plupart du temps, c'est simplement de l'huile d'amandes douces, colorée ou additionnée de camphre et de narcotiques qui ne sont pas toujours sans danger.

CHAPITRE XII

Autres faits utiles à connaître.

Il nous reste encore à parler, pour terminer, de quelques facteurs très puissants ; si l'on en tenait compte, on pourrait éviter la dureté d'oreille très marquée qui frappe les descendants des individus dont il va être question. Nous, spécialistes des maladies d'oreille, nous connaissons une affection chronique de cet organe, appelée *sclérose* [1], laquelle marchant très lentement, se développant insensiblement au cours des années, amène cependant fatalement, une dureté d'ouïe si marquée que les malades doivent restreindre considérablement leurs relations avec leurs semblables. C'est une affection sournoise qui progresse le plus souvent sans douleur et qui n'est pas toujours accompagnée des bruits subjectifs très connus (bruit de chaudière, son de cloche, souffle) ; elle débute par un affaiblissement de l'ouïe que le malade remarque à peine ; elle fait des progrès très lents, frappant de mort d'abord une oreille, puis l'autre. Les catarrhes naso-pharyngiens intercurrents ne font qu'aggraver l'état. Le plus souvent l'attention des malades n'est éveillée que lorsqu'ils découvrent, par hasard, qu'ils entendent mal d'un côté, par exemple, en écoutant la montre ou en causant avec d'autres personnes pendant une promenade, etc. Ils croient que leur dureté d'oreille date seulement du moment où ils s'en sont aperçus, tandis que le début remonte beaucoup plus loin. A ce moment-là, le côté qui semble atteint depuis peu est, au contraire, très malade, et l'autre oreille qu'on croirait bonne, n'est ordinairement déjà plus normale. L'affection est d'autant plus néfaste qu'elle ne survient pas habituellement à un âge avancé ; mais elle frappe à la période de la pleine possession des forces intellectuelles et physiques, parfois entre vingt et trente ans. Malheureusement,

---

1. En faisant abstraction des lésions scléreuses des vieilles otites purulentes qui ont un tout autre caractère, rappelons ce fait bien connu, que l'otite scléreuse primitive est une affection toute spéciale évoluant sur un terrain particulier préparé par l'hérédité et l'arthritisme. Les personnes entachées d'antécédents héréditaires : goutteux, asthmatiques, migraineux, feront bien d'y songer. On a incriminé aussi avec raison la syphilis acquise ou héréditaire (parasyphilis de Fournier) Bref, il s'agirait probablement d'une sclérose par intoxication, comme on en voit dans d'autres points de l'organisme (foie, rein, etc.).

toutes les médications ne peuvent rien contre cette affection, soit pour arrêter ses progrès, soit pour rendre l'ouïe perdue ; il faudrait donc agir pour la prévenir. Cependant, dans ces tentatives dont nous allons parler, nous rencontrons les mêmes obstacles que dans la lutte contre la tuberculose, certaines maladies mentales, etc. ; ces affections funestes à la nation et aux familles ont toute liberté pour se développer à leur aise. Il ne peut s'agir ici que d'un vœu stérile, d'un appel au jugement intelligent de tous ceux auxquels il n'est pas indifférent de donner naissance à des descendants incomplets, malades, ou à des rejetons sains, armés contre toutes les exigences de la vie. Les recherches ont démontré, d'une manière indiscutable, que dans ces maladies, comme dans la tuberculose, l'hérédité joue un rôle capital. Dans les familles frappées de surdité héréditaire, il arrive parfois que ce ne sont pas les descendants directs, les enfants, qui acquièrent la maladie, mais les petits-enfants ou les collatéraux (neveux, cousins, etc.). On ne peut démontrer qu'il y ait de différence entre la surdité héréditaire du père et celle de la mère ; les deux sexes sont frappés à peu près dans les mêmes proportions. Les plus exposées sont les familles dans lesquelles il existe une anémie plus ou moins marquée ou des maladies nerveuses. Ces considérations nous amènent à conclure que c'est sur la fondation de la famille, sur le mariage, que doivent porter les efforts. De fait, l'otologiste hollandais, Guye, a proposé les règles suivantes, destinées à prévenir la surdité héréditaire dans la mesure du possible : les individus atteints de surdité héréditaire, exception faite naturellement pour les suppurations, ne doivent pas se marier. Si, malgré tout, le mariage a été conclu ou si l'affection n'est révélée qu'après le mariage, menaçant ainsi la famille, sans cependant être nécessairement apparente chez le conjoint en cause, tous les efforts devront tendre à ce que cette union reste stérile. Les mères, tout au moins, n'allaiteront pas elles-mêmes leurs enfants, comme cela se fait aussi dans le cas de tuberculose. Mais ces conseils, inspirés par le désir d'être utile à l'humanité, ne sont suivis que dans des cas très rares.

Je dois parler ici d'un sport qui a gagné beaucoup de terrain dans ces derniers temps et qui est très utile : le cyclisme. Les individus dont les oreilles sont saines, peuvent, pourvu que leurs autres organes soient également normaux, se livrer à l'usage de la bicyclette ; il n'en est pas de même pour beaucoup de ceux dont les oreilles sont malades. Non seulement, les personnes atteintes de catarrhes naso-pharyngiens, et par suite, de catarrhes chroniques de l'oreille, doivent observer la plus grande prudence en se livrant à ce sport, mais les individus atteints de suppuration, de dureté de l'ouïe d'origine nerveuse ou de sclérose, ont toutes les raisons du monde d'être très sobres de cet exercice ; il en est de même des personnes qui souffrent souvent de vertiges à la suite de maladies des oreilles. L'entraînement sportif pour des courses de fond et de vitesse peut, dans certaines circonstances, être particulièrement dangereux pour une oreille malade ; pour aggraver l'affection, les causes physiques (échauffement violent, augmentation de pression dans le système vasculaire, sudation, surmenage), entrent en jeu aussi bien que les causes dues à la température et à la nature du terrain. Pour donner plus de portée à ce que je viens de dire, je vais vous citer quelques extraits d'observations prises l'année dernière. Une jeune dame souffrait depuis deux ans d'une légère dureté d'oreille bilatérale, avec bruits très marqués d'un côté. Le traitement avait remis les choses à l'état normal, les bourdonnements avaient aussi complètement disparu. Elle se laissa persuader de participer à une excursion en bicyclette, d'assez longue durée et très pénible ; non seulement, elle en revint très épuisée physiquement, mais elle remarqua encore, à son grand effroi, qu'elle n'entendait presque plus d'un côté et qu'elle avait les bourdonnements les plus terribles. Malgré un prompt traitement, l'audition du côté atteint demeura bien au-dessous de ce qu'elle était avant ; et aujourd'hui encore, les bruits incurables la font autant souffrir que le jour de leur apparition. Chez un autre malade, qui avait eu auparavant une suppuration de l'oreille moyenne, mais qui était complètement guérie, une suppuration nouvelle avec phénomènes très graves, survint après une course très pénible ; on fut obligé d'en venir à l'opération. Dans le premier cas, le nerf auditif a été touché ; dans le second, il est probable que, le malade suant beaucoup et facilement, la forte excrétion d'eau dans le conduit auditif, due à l'exercice de la bicyclette, s'associa à l'augmentation de pression dans les vaisseaux sanguins pour être la cause immédiate des phénomènes. J'aurais encore un grand nombre de cas semblables à vous citer.

Il faut donc, en faisant de la bicyclette, être très prudent quand le nez, l'oreille, le pharynx ne sont pas parfaitement sains. En tout cas, il faut en faire avec modération, jamais avec excès. Ce que je viens de dire s'applique, avec de légères modifications, à l'alpinisme, à la gymnastique, à tous les sports analogues ; je crois qu'il faut laisser à l'intelligence de chacun le soin de trouver la limite entre ce qu'il faut et ne faut pas faire. C'est le cas d'appliquer le vieux principe : quand deux personnes font la même chose, ce n'est pourtant pas la même chose ; un individu en très bonne santé peut et doit reculer très loin les bornes de son activité, sportive ou autre, tandis qu'une personne dont les oreilles sont malades, n'est plus du tout dans le même cas. Il est bon d'être prudent, mais il ne faut pas non plus être anxieux avec exagération ; une crainte outrée non seulement n'est pas utile, mais favorise, au contraire, une préoccupation morbide de toutes les minutes, l'hypochondrie véritable, la neurasthénie qui empoisonne et détruit tous les plaisirs raisonnables de l'existence. Qu'on observe de la mesure et qu'on évite toute extravagance des deux côtés.

ADDENDUM

Cas d'exemption au service militaire.

Nous croyons devoir ajouter cette note qui fixera ceux qui sont atteints de troubles auditifs, sur les cas d'exemption qu'ils peuvent invoquer au conseil de révision.

En France, l'examen des organes auditifs devant les conseils de révision comprend : 1° le pavillon, le méat, le conduit auditif externe ; 2° l'état de l'ouïe (épreuve à la voix haute et chuchotée, à la montre, au diapason).

La membrane du tympan peut être examinée au spéculum. Quant aux autres procédés d'investigation, tels que cathétérisme de la trompe... ils sont remis, faute de temps, à l'époque où le jeune soldat sera enrégimenté.

L'hypertrophie, l'atrophie, les adhérences étendues aux parois craniennes, les tumeurs malignes, la perte du pavillon sont des motifs d'exemption ou tout au moins, quand le cas n'est pas trop grave, de classement dans les services auxiliaires. Il en est de même du rétrécissement congénital ou accidentel, de l'oblitération complète du conduit auditif externe, des polypes de ce canal, des écoulements purulents. S'il y a simplement perforation du tympan, on classe dans les services auxiliaires. En cas de lésions de l'oreille moyenne, la réforme est temporaire si elles paraissent curables, définitive si elles résistent aux traitements habituels. Il y aurait exemption en cas d'inflammation chronique suppurée des cellules mastoïdiennes.

La surdité totale est évidemment un cas de réforme ; partielle (voix entendue à petite distance) ou unilatérale, elle fait classer dans les services auxiliaires.

La surdi-mutité entraîne l'exemption.

CHAPITRE XIII

Affections des oreilles ; assurances sur la vie et contre les accidents.

J'ai déjà dit dans les remarques préliminaires (chap. III) que beaucoup des maladies des oreilles peuvent être un obstacle à l'admission à l'assurance sur la vie[1]. Il faut ici citer en première ligne l'écoulement d'oreille, l'otite moyenne suppurée. Tous les individus qui souffrent d'écoulements purulents quelconques de l'oreille, dus à la perforation du tympan, ne peuvent être admis pour le moment; car, tant que l'écoulement existe, il y a possibilité d'une propagation à l'intérieur du crâne ; la porte est toujours ouverte à une complication mortelle.

On pourrait avec autant de logique admettre un cardiaque ou un tuberculeux avéré. Les inflammations aiguës de l'oreille moyenne sont favorables au point de vue de l'admission ; car, si on les traite convenablement, elles guérissent bien et la vie n'est plus en danger. Cependant, il faut, chez ces malades, tenir compte d'une certaine tendance aux récidives. L'otite moyenne purulente chronique n'est pas favorable ; mais, on peut admettre sans discussion les individus chez lesquels l'affection peut être considérée comme guérie par la cicatrisation, soit naturelle, soit obtenue par l'opération. Dans l'intérêt, aussi bien des individus que de la Compagnie d'assurances, il est absolument indispensable que la personne guérie évite avec soin tout ce qui pourrait provoquer un réveil de la suppuration ; il faut donc interdire de faire pénétrer de l'eau dans l'oreille, et ordonner dans les processus catarrhaux les précautions nécessaires ; nous en avons

---

1. En France, les maladies des oreilles qui revêtent un certain degré de gravité et de chronicité sont des raisons de refus le plus souvent définitif. En tout cas, le demandeur est appelé devant le bureau central des compagnies d'assurances qui a pleins pouvoirs pour admettre ou rejeter une police. Celui-ci s'en tiendra d'ordinaire au rapport détaillé du médecin qui a le premier inspecté le sujet ou au besoin le fera soumettre à un examen plus complet. Tout trouble auditif relevant d'une lésion matérielle grave est une cause de refus impitoyable. Cependant la société américaine la New-York fait, jusqu'à un certain point, exception. Elle possède toute une série de contrats restrictifs, dans lesquels, suivant le degré de la maladie, l'assuré se voit supprimer un ou plusieurs avantages de son contrat. De plus, il ne jouira pas du bénéfice entier de son assurance durant les premières années.

déjà parlé assez longuement. On doit aussi exclure de l'assurance les personnes chez lesquelles il existe une occlusion du conduit auditif externe, quelle qu'en soit l'origine. Il importe de même d'être prudent vis-à-vis des individus que leur constitution générale prédispose aux affections des oreilles ; du reste, ces individus, qui ne sont pas en parfaite santé, présentent des modifications qui ne plaident pas en faveur de l'admission.

Pour les assurances contre les accidents, il y a naturellement aussi à considérer le danger qui résulte, par exemple, de l'existence d'un écoulement d'oreille ; mais il y a moins à tenir compte de la menace d'un péril pour la vie, due à la maladie, que de l'incapacité de travail ou de la diminution de cette capacité qui peuvent être dues à l'affection. Il faut considérer, dans ces cas, non seulement les suppurations aiguës et chroniques de l'oreille moyenne, les affections catarrhales, chroniques et aiguës de l'oreille moyenne et du nez, mais aussi les maladies dans lesquelles la dureté d'ouïe survient, par tare héréditaire, dans les meilleures années, et qui peuvent amener l'incapacité de travail. Tous les individus, occupés d'une façon prolongée à des industries bruyantes, sont, même avec des oreilles auparavant en bon état, exposés, par le fait de leur profession, à certains troubles de l'ouïe. A plus forte raison, les personnes qui ont une tendance originelle aux maladies des oreilles, seront, dans ces cas, atteintes avec d'autant plus de facilité et d'une façon plus durable ; leur capacité de travail sera ainsi diminuée. Il en sera de même chez les individus qui, par leur métier, sont exposés au vent, au mauvais temps, et par là sont facilement atteints de catarrhes des voies respiratoires et des organes auditifs, c'est le cas pour les marins, les cochers, etc.

CHAPITRE XIV

La surdi-mutité.

La surdité et la surdi-mutité qu'elle cause peuvent être con-génitales ou acquises. Les modifications qui provoquent la sur-dité et la mutité congénitales doivent être attribuées à une inflammation des méninges survenue alors que l'enfant était encore dans le sein de sa mère, à des arrêts de développement des régions auditives du cerveau, à des inflammations de l'organe auditif lui-même, tous phénomènes qui se sont produits avant la naissance. Chez ceux qui sont congénitalement sourds, on trouve des modifications bien visibles de la base du crâne, qui entraînent des troubles de développement du cerveau, des os de la face et de l'oreille interne, surtout des canaux semi-circulaires.

Quant à la cause de la surdi-mutité congénitale, il ne fait pas doute que l'hérédité joue un rôle important. Mais, des parents sourds n'engendreront pas fatalement des enfants sourds, bien que cela arrive cependant assez souvent. La surdi-mutité congénitale peut n'apparaître que chez les petits-enfants ou les arrière-petits-enfants. De plus, chose curieuse, dans ces familles, ce sont parfois seulement les membres masculins ou exclusive-ment les membres du sexe féminin qui sont atteints de l'affection. L'observation nous enseigne que les enfants nés de mariages consanguins [1] sont plus souvent frappés de surdi-mutité congéni-tale que les enfants issus de familles dans lesquelles on évite ces unions. Ceci s'explique en partie de la façon suivante : les maladies ou germes morbides qui existent dans une des familles (syphilis, tuberculose, maladies cérébrales, etc.), subissent fatale-ment, grâce à cette sorte de sélection, une augmentation marquée. On trouve relativement beaucoup de sourds-muets dans les pays où les mariages entre membres d'une même famille sont permis jusqu'à un certain degré ; de même dans les régions où le peu d'étendue des relations, pays de montagnes, par exemple, ne permet que rarement l'immixtion d'éléments venus d'ailleurs. Les consanguins ont de deux à quatre fois plus d'enfants sourds-muets que les autres ménages. Il peut même arriver que, dans

---

1. Les mariages consanguins, lorsqu'il n'y a aucune hérédité morbide, ne semblent pas avoir d'influence nuisible ainsi que cela a été constaté dans certaines localités isolées des côtes de Bretagne. Cependant il faut être très prudent, car les tares héréditaires sont souvent difficiles à retrouver.

un mariage consanguin sans surdité héréditaire, on voie survenir la surdité congénitale ; il s'agit d'une dégénérescence, analogue à celles qu'on observe dans les divers organes. Les conditions sociales jouent, aussi parfois, un rôle ; les statistiques ont démontré que, dans la population pauvre, mal nourrie et mal logée [1], il y a relativement plus de sourds-muets de naissance que dans les milieux dont la position sociale est meilleure.

Enfin, nous devons mentionner l'influence de la composition du sol, comme un facteur important pour la production, aussi bien de la surdité congénitale que du crétinisme, qui, si souvent l'accompagne. Les recherches ont démontré le fait remarquable que, dans certains pays de montagnes, on rencontre beaucoup plus de sourds-muets que dans les pays de plaine. Il n'est pas impossible que l'eau de boisson, à laquelle plus d'un pays doit le goître [2], ne vienne agir comme cause efficiente. Ces régions, relativement si « riches » en sourds-muets de naissance, sont, en Suisse : les cantons de Berne, de Lucerne, le Valais ; en Bavière : les montagnes de l'Allgäu et la région de Beschtesgaden (Alpes de Salzbourg). Quoiqu'il y ait, en règle générale, relativement moins de sourds-muets de naissance dans les pays de plaine et dans les bas-fonds, il existe cependant des exceptions, telles que les plaines de l'Allemagne du Nord, où il est assez fréquent de rencontrer des sourds-muets.

Quant à la surdi-mutité acquise, le moment où elle apparaît est évidemment dans l'enfance ; le plus souvent, dans la toute première période de la vie. Cependant, comme nous l'avons fait déjà ressortir lors de nos considérations générales, la surdi-mutité peut encore survenir chez des enfants parlant très bien, lorsque la perte de l'ouïe se produit entre la quatrième et la septième année ; généralement la surdité se montre beaucoup plus tôt. Les maladies qui la causent et amènent, par suite, la surdi-mutité sont surtout la méningite cérébro-spinale épidémique déterminant l'isolement de l'organe auditif, séparé de ses communications centrales, les oreillons qui, souvent, agissent de la même façon, la syphilis, les maladies infantiles, surtout la scarlatine, qui entraînent des suppurations graves de l'oreille moyenne avec destruction du tympan. La rougeole, la diphtérie y contribuent aussi pour une large part. La surdi-mutité est plus fréquente chez les garçons que chez les filles ; en général, les proportions sont les suivantes : 100 pour 85.

1. A cause de la dégénérescence bien connue dans de pareilles conditions et facile à observer chez les animaux domestiques aussi bien que chez l'homme.
2. Il existe, comme on sait, d'autres théories pathogéniques du goître.

D'après de très exactes statistiques, faites pour rechercher la distribution géographique de la surdi-mutité, il y aurait, en général, 7,50 environ de sourds-muets par 10.000 individus. Les pays d'Europe présentent des chiffres très différents ; ainsi sur 10.000 habitants, on trouve : en Suisse, 24,5 sourds-muets, en Autriche, de 27,8 à 9,25, le premier chiffre (27,8) est pour la région de Salzbourg ; en Hongrie, 13,4, en Suède, 10,2, en Allemagne, 9,6, en Norwège, 9,2, en Italie, 7,3, en Espagne, 6,9, en France, 6,2, en Danemark, 6,2, en Grande-Bretagne, 5,7, en Belgique, 4,39, en Hollande 3,35.

Évidemment, la surdi-mutité se rencontre aussi dans les autres parties du monde ; c'est aux statistiques comparatives à enregistrer successivement les chiffres approximatifs.

Il est nécessaire, pour s'entendre, de faire une distinction entre les personnes privées d'ouïe et de parole, les sourds-muets, au vrai sens du mot, et celles qui entendent mal la parole : les muets-sourds. Les vrais sourds-muets ont perdu la faculté auditive et ne peuvent plus apprendre à parler, ou, s'ils ont su parler, ils désapprennent. Pour éviter les répétitions, je renvoie à ce que j'ai dit au début. Les dégénérés muets entendent très bien, ont des organes auditifs normaux, mais ne peuvent pas parler, parce que la compréhension intellectuelle de la parole leur fait défaut. Il s'agit là d'une affection mentale, ou, souvent, d'un abandon intellectuel : on sait que, par exemple, dans les fermes isolées, les enfants, jusqu'à l'âge de 4 ans, ont l'air de vrais sourds-muets, mais, grâce à la fréquentation de l'école, ils arrivent peu à peu à parler. Si, par contre, il y a une affection mentale congénitale assez marquée, l'espoir de guérison est évidemment bien faible. Les enfants qui font partie de cette catégorie sont sensibles aux impressions musicales, ils prononcent aussi parfois très distinctement quelques syllabes, ce que ne font pas les sourds-muets (mutité idiotique, surdité psychique). Il est relativement très rare que les sourds-muets proprement dits soient complètement sourds à tous les bruits. Par contre, on trouve habituellement une diminution considérable de la faculté auditive sous forme d'un rétrécissement plus ou moins marqué du champ auditif, de sorte que les sons les plus bas ou les plus élevés, ou toutes les deux catégories ensemble, ou la partie moyenne de l'échelle de sons perceptibles à une ouïe normale, ne sont pas perçus (restes auditifs, îlots auditifs).

Nous ne pouvons pas nous occuper ici à fond du traitement de la surdi-mutité ; cela ne rentre pas dans le cadre de cet ouvrage. Mais, les profanes, surtout les parents, doivent faire la

plus grande et la plus sérieuse attention au traitement prophylactique. Avec du bon vouloir, on pourrait prévenir beaucoup
de malheurs : il s'agit seulement de reconnaître et de traiter à
temps un grand nombre d'affections des oreilles. Il faut avoir
ces soins constants depuis l'enfance la plus tendre jusqu'au
complet développement; alors seulement on peut regarder
l'avenir sans inquiétude. Si nous sommes jusqu'à présent à peu
près désarmés contre les conséquences terribles pour l'oreille de
la méningite cérébro-spinale épidémique (le danger est le même
à tous les âges de la vie), il y a cependant un grand nombre
d'affections de l'oreille moyenne, surtout de la caisse, qui,
traitées à temps, laissent l'organe auditif encore capable de
fonctionner, alors que, si on les néglige, il y a à redouter les
suites les plus graves pour l'avenir de l'enfant. Les écoulements d'oreilles, qui se montrent parfois chez les nourrissons,
exigent la surveillance et les soins les plus attentifs, si on ne
veut pas que l'oreille soit atteinte d'une façon permanente.
Puis, ce sont les maladies infantiles dont nous avons déjà
parlé souvent, rougeole, diphtérie et surtout scarlatine, qui
demandent une surveillance sérieuse et un traitement approprié
si l'oreille vient à être touchée. Combien d'enfants sont devenus
sourds-muets rien que par la négligence apportée à l'égard des
suppurations de la scarlatine ou de la rougeole, sans parler du
danger que fait courir la suppuration non guérie. Ces écoulements, leurs suites, les adhérences cicatricielles, etc., peuvent et
doivent être combattus à temps dans la mesure du possible. Ce
que nous disons s'applique aux affections de l'oreille dues à des
maladies de la cavité naso-pharyngienne, sur lesquelles nous
avons déjà insisté. On peut, dans ces cas, aller au-devant de
graves désastres, en faisant disparaître le catarrhe naso-pharyn-
gien chronique, en enlevant les végétations de la cavité pharyngienne, dont je vous ai indiqué les caractères. C'est dans ces
affections qu'il est le plus au pouvoir de l'homme, des parents
intelligents et aimants, de détourner de leurs enfants chéris le
danger le plus grave, de leur conserver le plus précieux des
biens : les relations avec leurs semblables, et de leur permettre de
devenir des hommes complets.

Quand la surdi-mutité est confirmée, le traitement ne peut
plus être que pédagogique. Il y a ici deux méthodes : la méthode
allemande dans laquelle les mots sont lus sur les lèvres, l'enfant apprend à épeler, à donner aux sons leurs valeurs, et la
méthode française due à l'abbé de l'Épée ; c'est le langage des
doigts, la mimique des signes. Cette méthode, très répandue

autrefois, perd de plus en plus de terrain et cède la place à la
méthode allemande, de parole et de lecture, qui est certes plus
logique. Grâce à elle, les sourds-muets peuvent entrer, jusqu'à
un certain point, en relations avec les autres hommes, tandis
qu'avec le langage des signes, ils en étaient réduits aux relations
avec leurs compagnons d'infortune. Dans ces derniers temps, on
a eu de bons résultats avec les exercices d'audition, qu'on peut
employer avec succès chez les sourds-muets qui ont encore des
restes auditifs. Il faut, certes, une patience et une persévérance
merveilleuses, aussi bien chez le maître que chez l'élève ; mais,
souvent, ces peines sont bien récompensées par le succès. On
répète aux sourds des voyelles et des consonnes jusqu'à ce
qu'ils les redisent correctement ou en indiquent la valeur exacte ;
puis on fait former des mots et ensuite des phrases en faisant
parler les sujets d'une manière articulée et compréhensible. Il
est évident que cette éducation systématique ne se fera bien et
correctement que dans les établissements spéciaux. Mais, on
n'admet dans ces institutions les sourds-muets qu'à partir de
6 à 7 ans ; il est indispensable de commencer plus tôt à édu-
quer, à relever leur sens auditif dans la mesure du possible ;
il faut pour cela les soins domestiques les plus attention-
nés. Un des parents doit répéter tous les jours une voyelle
différente devant l'enfant, jusqu'à ce que ce dernier la prononce
à son tour. On peut ensuite adjoindre des mots simples : maman
papa, Otto, etc. ; montrer des objets dont on prononce le nom
(verre, chaise, montre). Cette éducation domestique est très
pénible, fait perdre beaucoup de temps ; mais les mères seront
prêtes à tous ces sacrifices quand l'intérêt de l'avenir de leurs
enfants chéris est en jeu.

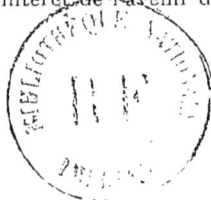

TABLE DES MATIÈRES

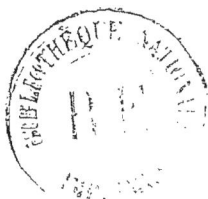

L'œil et l'oreille ont la même valeur. — Importance de l'organe auditif pour le développement de l'homme. — Gravité de la surdité chez l'adulte. — Dangers de nombreuses affections de l'oreille (écoulements). — Prévention des conséquences par un traitement convenable fait à temps.

Protection contre la pénétration des agents nuisibles. — Voie naso-pharyngienne. — Action du refroidissement. — Participation de la compression de l'air aux inflammations de l'oreille. — Maladies des oreilles et affections générales. — Propagation, du dehors au dedans, des maladies des oreilles.

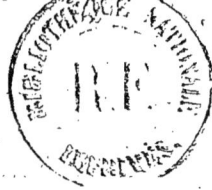

MACON, PROTAT FRÈRES, IMPRIMEURS

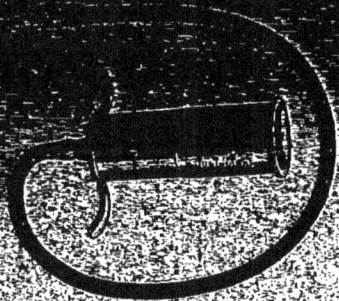

LES

ARCHIVES INTERNATIONALES

DE

LARYNGOLOGIE, D'OTOLOGIE

ET DE

RHINOLOGIE

Paraissent tous les deux mois

par fascicules d'environ 350 pages, formant chaque année, deux forts
volumes de plus de 1000 pages chacun.

ABONNEMENTS :

20 francs pour la France

22 francs pour l'Etranger

PRIX D'UN NUMÉRO : **3** FR. **50**

Adresser toutes communications au Dr C. CHAUVEAU, directeur
225, boulevard Saint-Germain, Paris.

MACON, PROTAT FRÈRES, IMPRIMEURS

www.ingramcontent.com/pod-product-compliance
Lightning Source LLC
Chambersburg PA
CBHW071529200326
41519CB00019B/6132